S0-BJI-814

Margarita González Sepúlveda

COMA
Y BAJE DE PESO

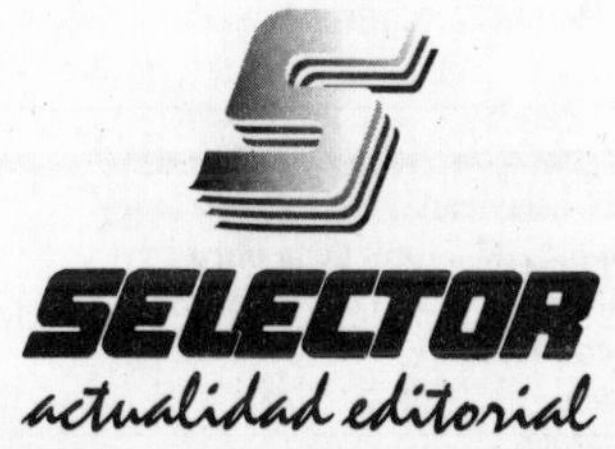

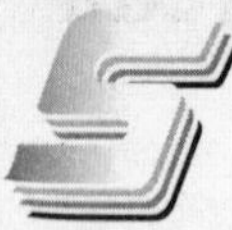

SELECTOR
actualidad editorial
Doctor Erazo 120 Colonia Doctores México 06720, D.F.
Tel. 55 88 72 72 Fax. 57 61 57 16

COMA Y BAJE DE PESO
Autor: *Margarita González Sepúlveda*
Ilustración de interiores: Humberto Hernández Blancas
Diseño de portada: Carlos FedericoVarela Vázquez

ISBN: 970-643-618-9

Sexta reimpresión. Marzo de 2006.

Sistema de clasificación Melvil Dewey

394
G161
2003

González Sepúlveda, Margarita; 1955.
Coma y baje de peso/Margarita González Sepúlveda,
Cd. De México, México: Selector, 2003.
168 p.

ISBN: 970-643-618-9

1. Salud. 2. Nutrición.

Presentación

Adoptar un nuevo estilo de alimentación que favorezca un peso saludable implica disminuir el consumo de calorías. Afortunadamente, rebajar calorías no significa aminorar el sabor ni mucho menos complicar la preparación de las comidas. Es posible reducirlas, comiendo alimentos sabrosos, saludables y también prácticos de cocinar. Comer bien también es disfrutar de un buen sabor, así como de una buena nutrición. Además, la variedad en las comidas ayuda a alcanzar las metas de buena salud y un peso adecuado.

Al igual que en cualquier cambio, evolucionar hacia un estilo de vida más saludable toma tiempo y requiere paciencia. Sin embargo, el beneficio para la salud y el peso bien vale la pena.

La cantidad total de calorías diarias recomendadas para un hombre adulto es de 2,000 a 2,300 y para una mujer de 1,400 a 1,700, aproximadamente. Si se practica ejercicio esta cantidad de calorías deberá aumentar. Conviene distribuirlas de tal forma que 50-60 por ciento del total de las calorías provenga de carbohidratos, 20-25 de grasas y un 15-20 por ciento de proteínas.

Las recetas incluidas en este libro han sido pensadas y desarrolladas para agregar más variedad y sabor a sus platillos, manteniendo bajo el contenido de grasa y azúcar; asimismo, son fáciles de preparar y se busca que sean de beneficio para toda la familia.

Pirámide de la salud (Clínica Mayo)

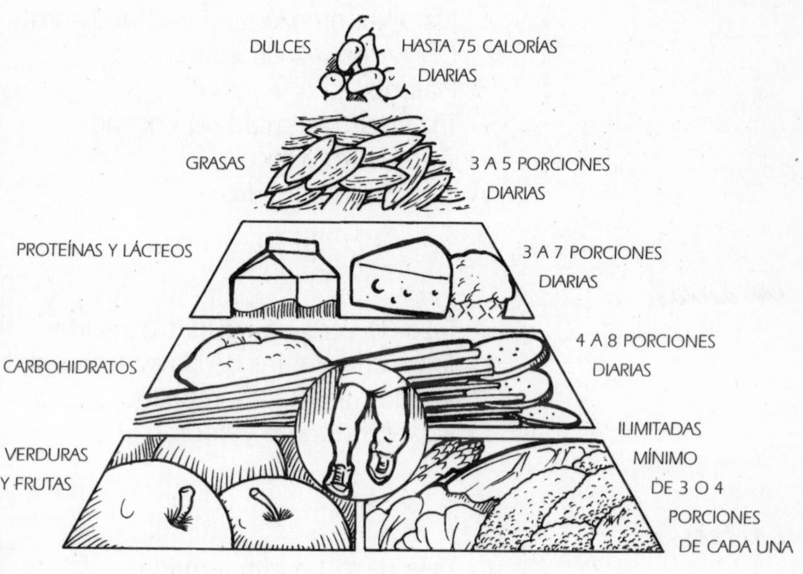

La pirámide de peso saludable desarrollada por la Clínica Mayo* muestra dónde enfocarse para elegir los alimentos que ayudan a promover un peso saludable.

*La Clínica Mayo es una Institución de reconocido prestigio internacional, dedicada a proporcionar diagnóstico y tratamiento médico integral y eficaz.

¿Qué cantidad de comida es una ración?

Frutas

1 Naranja, manzana, pera (medianas)
2 Duraznos o 2 ciruelas chicas
1/2 Plátano
1/2 Taza de fruta picada o enlatada
1/4 Taza de fruta seca
3/4 Taza de jugo de fruta

Verduras

1/2 Taza de verduras crudas o cocidas
2 Tazas de verduras de hojas: lechuga, acelgas, espinacas, repollo
3/4 Taza de jugo de verduras

Lácteos

1 Taza de leche descremada
1 Taza de yoghurt descremado
1/3 Taza de queso cottage descremado
60 gr de queso panela
45 gr de queso procesado: asadero, manchego, chihuahua, gouda, gruyer

Carbohidratos

1 Rebanada de pan de caja
3/4 Taza de cereal de caja (30 gr)
1/2 Taza de cereal cocido : avena, arroz o pasta
2 Galletas medianas: saladas, marías
1 Quequito o bisquete chico
1/2 Bolillo chico

Proteínas

120 gr de carne cocida: res, puerco, pollo, pavo, ternera, pescado
1/2 Taza de legumbres cocidas: frijol, lentejas, habas, chícharo seco, garbanzo
1 Huevo

Grasas

1 Cucharadita de mantequilla o margarina (3 cucharaditas si es baja en grasa)
1 Cucharadita de mayonesa (3 Cucharaditas si es baja en grasa)
1 Cucharadita de aceite vegetal: maíz, girasol, soya, cártamo, oliva
2 Cucharadas de aderezo para ensalada bajo en grasa
8 Aceitunas, 10 cacahuates

Tablas de conversión

Conversiones de peso

Gramos	Onzas
30	1
55	2
85	3
125	4
140	5
170	6
200	7
250	8
500	16
1000	32

Conversiones de temperaturas

°Centígrados (c)	°Fahrenheit (F)
120	250
150	300
175	350
205	400
220	425
230	450

Conversiones de volumen

1/4	Cucharadita	1 ml
1/2	Cucharadita	2 ml
1	Cucharadita	5 ml
2	Cucharaditas	10 ml
1	Cucharada	15 ml
2	Cucharadas	30 ml
3	Cucharadas	45 ml
1/4	Taza (4 cucharadas)	50 ml
1/2	Taza (8 cucharadas)	125 ml
2/3	Taza (10 cucharadas)	150 ml
3/4	Taza (12 cucharadas)	175 ml
1	Taza (16 cucharadas)	250 ml
4 1/2	Tazas	1000 ml (1 litro)

Contenido

Aderezos

Aderezos

Para la elaboración de aderezos se recomiendan ingredientes de sabores fuertes como los vinagres de hierbas y de frutas, chiles o hierbas de olor frescas. Esto ayuda a reducir la cantidad de aceite utilizado en la receta, así como a preparar vinagretas y aderezos muy sabrosos.

Las recetas de aderezos de este capítulo contienen de 15 a 30 calorías por cucharada.

Aderezo de hierbas cremoso

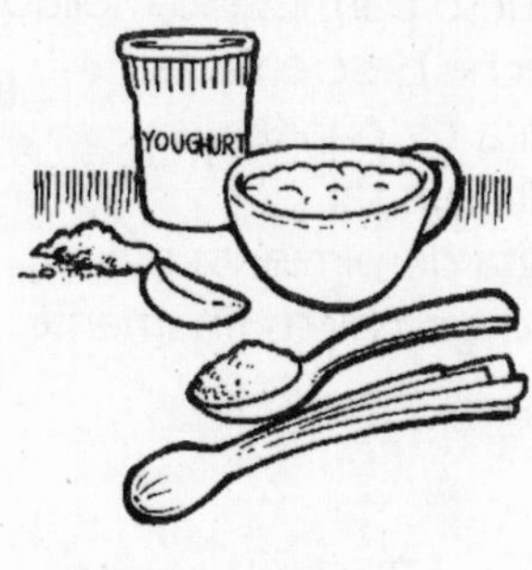

Ingredientes:

- 1 1/3 Taza de yoghurt natural bajo en grasa
- 1/3 Taza de mayonesa baja en grasa
- 1 Cucharadita de mostaza tipo *Dijon*
- 1 Cucharadita de salsa inglesa
- 2 Cucharadas de cebolla de rabo
- 1 Diente de ajo grande finamente picado
- 1/2 Cucharadita de eneldo
- 1/4 Cucharadita de sal
- 1 Pizca de pimienta

Modo de preparar:

En un recipiente mezcle todos los ingredientes, tape y refrigere por 4 horas. Puede utilizarlo como aderezo con vegetales, o para sazonar o marinar pollo o pescado cocido al horno.

Rinde 1 2/3 de taza
1 cucharada = 25 calorías

Aderezo parmesano

Ingredientes:

1 Taza de yoghurt natural bajo en grasa
$^{1}/_{3}$ Taza de queso parmesano molido
$^{1}/_{3}$ Taza de leche descremada
$^{1}/_{4}$ Cucharadita de paprika
$^{1}/_{2}$ Cucharadita de sal
$^{1}/_{8}$ Cucharadita de pimienta blanca
2 Dientes de ajo chicos finamente picados

Modo de preparar:

Mezcle todos los ingredientes, tape y refrigere por 4 horas.

Rinde: 1 $^{1}/_{2}$ taza
1 cucharada = 30 calorías

Aderezo de hierbabuena

Ingredientes:

2	Cucharadas de hojas de hierbabuena picadas finamente
1/2	Limón grande
1	Diente de ajo finamente picado
1	Taza de yoghurt natural bajo en grasa
1/4	Taza de leche descremada
1	Cucharadita de aceite de oliva
	Sal y pimienta al gusto

Modo de preparar:

Mezcle bien todos los ingredientes, tape y refrigere por 4 horas.

Rinde 1 1/4 de taza
1 cucharada = 22 calorías

Dip o aderezo de queso cottage

Ingredientes:

3/4	Taza de queso cottage bajo en grasa
1/3	Taza de yoghurt natural bajo en grasa
1	Cucharada de cebollitas de rabo picadas
1	Cucharada de perejil fresco picado
1/8	Cucharadita de tomillo (opcional)
	Sal al gusto

Modo de preparar:

Coloque todos los ingredientes en la licuadora y muela. Utilice esto como *dip*. Agregue un poco más de yoghurt para usarlo como aderezo y hacerlo menos espeso.

Rinde 1 taza
1 cucharada = 20 calorías

Aderezo de vinagreta con albahaca

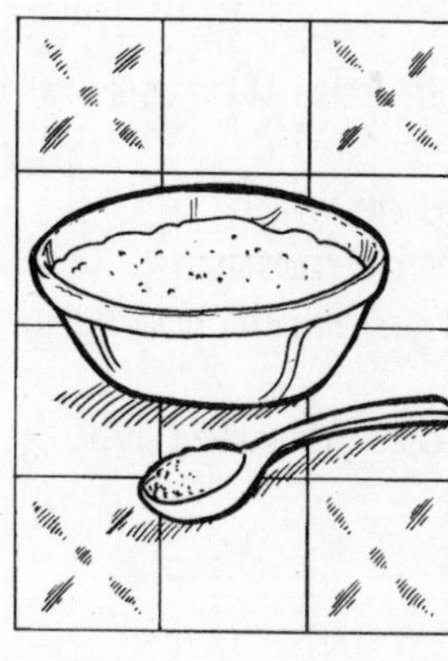

Ingredientes:

- 1/3 Taza de aceite de oliva extravirgen
- 1/3 Taza de vinagre balsámico
- 1/3 Taza de agua
- 1 Diente de ajo finamente picado
- 1 Cucharada de mostaza tipo *Dijon* o regular
- 3 Hojitas de albahaca finamente picadas
- Sal y pimienta al gusto

Modo de preparar:

En un recipiente de vidrio mezcle todos los ingredientes con batidora manual y al final agregue las hojitas de albahaca picadas.

Rinde 1 taza
1 cucharada = 40 calorías

Aderezo de cilantro

Ingredientes:

1 Taza de yoghurt natural bajo en grasa
1 Cucharadita de salsa *Worcestershire* o salsa inglesa
2 Cucharaditas de limón
2 Cucharaditas de mostaza
4 Cucharadas de cilantro finamente picado
1 Cucharada de aceite de oliva extravirgen
Sal al gusto

Modo de preparar:

Revuelva bien todos los ingredientes y sirva sobre ensalada o verduras.

Rinde 1 taza
1 cucharada = 16 calorías

Aderezo a la vinagreta

Ingredientes:

2	Dientes de ajo finamente picados
1/2	Limón
1/2	Taza de agua
1	Cucharadita de mostaza
3	Cucharadas de aceite de oliva extravirgen o regular
1	Cucharada de salsa Maggi
1/4	Cucharadita de pimienta
1/2	Cucharadita de sal
	Hierbas de olor al gusto*

Modo de preparar:

Mezcle todos los ingredientes, deje reposar por una hora y refrigere en un recipiente de vidrio bien tapado.

Rinde 3/4 de taza
1 cucharada = 30 calorías

*Albahaca, laurel, mejorana, estragón, romero, orégano, tomillo, etcétera.

Aderezo de pepino

Ingredientes:

1 Pepino con cáscara picado en cuadritos chiquitos, sin semillas
1 Taza de yoghurt natural bajo en grasa
1 Cucharada de jugo de limón
1 Cucharada de cebolla finamente picada
1 Diente de ajo finamente picado
Sal y pimienta al gusto

Modo de preparar:

Mezcle todo en un recipiente pequeño. Úselo como *dip* para verduras, o agregue un poco de leche descremada para disminuir lo espeso y utilizarlo como aderezo para ensaladas.

Rinde 1 taza
1 cucharada = 10 calorías

Aderezo de yoghurt

Ingredientes:

1	Taza de yoghurt bajo en grasa
1	Cucharada de mayonesa baja en grasa
1/2	Cucharadita de polvo de ajo
1	Cucharadita de polvo de cebolla
1	Cucharadita de salsa Maggi
1	Diente de ajo finamente picado
	Sal, pimienta y paprika al gusto

Modo de preparar:

Mezcle bien todos los ingredientes y refrigere unas horas antes de servir.

Rinde 1 taza
1 cucharada = 15 calorías

Aderezo cremoso de mostaza y curry

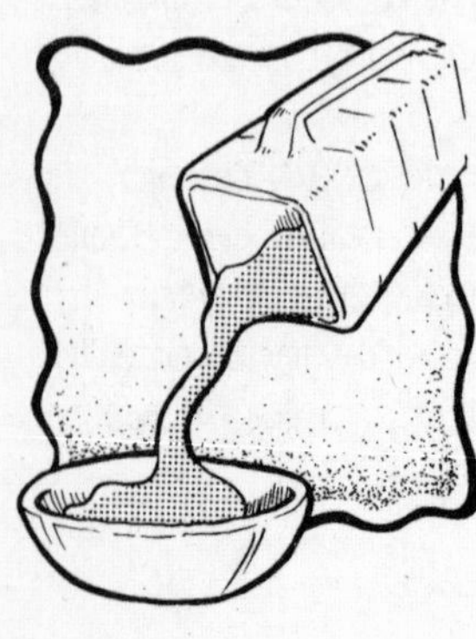

Ingredientes:

1 Taza de queso cottage bajo en grasa
$^1/_3$ Taza de leche descremada
2 Cucharadas de mostaza
$^1/_4$ Cucharadita de curry
Sal y pimienta al gusto

Modo de preparar:

Se licuan todos los ingredientes en la licuadora, y se refrigera durante 4 horas.

Rinde 1 $^1/_3$ de taza
1 cucharada = 22 calorías

Aderezo Otoñal

Ingredientes:

1 Taza de yoghurt natural bajo en grasa
1 Diente de ajo finamente picado
1 Cucharadita de consomé de pollo en polvo
1 Cucharada de aceite de oliva extravirgen
1 Cucharada de mostaza
1 Cucharada de cilantro finamente picado
Sal y pimienta al gusto

Modo de preparar:

Mezcle todos los ingredientes, bata y refrigere por 4 horas.

Rinde 1 taza
1 cucharada = 22 calorías

Aderezo con especias

Ingredientes:

1 Taza de jugo de manzana
1 Taza de vinagre balsámico o vinagre de vino tinto
1 Cucharadita de mostaza tipo *Dijon*
2 Dientes de ajo molidos o picados
1 Cucharada de hojuelas de cebolla seca
1 Cucharadita de albahaca seca
1/2 Cucharadita de orégano seco
Sal y pimienta al gusto

Modo de preparar:

Mezcle todos los ingredientes y refrigere por 4 horas.

Rinde 2 tazas
1 cucharada = 12 calorías

Aderezo de naranja con poppy seeds

(semillas de amapola)

Ingredientes:

- 3/4 Taza de leche descremada
- 2 Cucharadas de vinagre blanco
- 3 Cucharadas de jugo de naranja
- 2 Cucharaditas de mostaza
- 1 Cucharada de harina
- 1/4 Taza de azúcar
- 1 Diente de ajo grande picado
- 1 Cucharadita de *poppy seeds*
- 1/2 Cucharadita de sal
- 1/8 Cucharadita de pimienta negra

Modo de preparar:

En un recipiente combine la harina, el azúcar y la sal. Añada poco a poco la leche y después los demás ingredientes. Caliente este aderezo a temperatura media por unos minutos, hasta que espese. Se puede servir tibio sobre ensalada de acelgas o berros, o bien refrigerar.

Rinde 1 taza
1 cucharada = 18 calorías

Hierbas sazonadoras

Ingredientes:

2 Cucharaditas de polvo de ajo
2 Cucharaditas de polvo de cebolla
2 Cucharaditas de albahaca
2 Cucharaditas de mejorana
2 Cucharaditas de tomillo
2 Cucharaditas de perejil
2 Cucharaditas de salvia (opcional)
2 Cucharaditas de pimienta
2 Cucharaditas de sal

Modo de preparar:

Combine todos los ingredientes y guárdelos en un salero. Utililce como sal para sazonar verduras, carnes, pollo y pescado.

Ensaladas y verduras

Ensaladas y verduras

Las ensaladas y las verduras son, además de sabrosas, bajas en calorías y altas en vitaminas, minerales y fibra. Muchas de las siguientes recetas de ensaladas y verduras pueden servirse como entrada, platillo principal combinado con alguna carne o marisco, o guarnición.

Las verduras crudas son también una buena opción como botana, incluso se pueden ofrecer con un aderezo tipo *dip*.

A vapor y sobre el nivel del agua es el mejor método para cocer las verduras; de esta manera, no pierden sus nutrientes.

Tan pronto como la verdura esté cocida, es conveniente retirarla del fuego y enjuagarla con agua fría, para detener el proceso de cocimiento y conservar el color y la textura.

Ensalada de manzana y macarrón

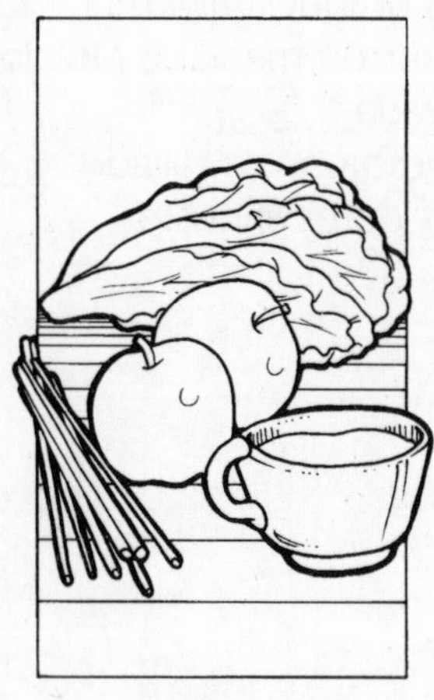

Ingredientes:

2	Tazas de macarrón cocido y frío
2	Manzanas grandes sin cáscara, picadas
1	Taza de apio picado
1/4	Taza de mayonesa baja en grasa
1/2	Taza de yoghurt natural bajo en grasa
4	Hojas de lechuga

Modo de preparar:

Mezcle primero la mayonesa y el yoghurt. Aparte combine el macarrón, el apio y la manzana. Agregue la mezcla de la mayonesa. Refrigere y sirva frío sobre las hojas de lechuga.

Para 4 personas
1 ración = 200 calorías

Rollitos de col

Ingredientes:

1	Repollo mediano
4	Zanahorias grandes ralladas
1	Pimiento morrón mediano picado
1/2	Cebolla picada
1	Taza de queso panela rallado
	Sal y sazonadores al gusto

Modo de preparar:

Deshoje el repollo y cuézalo a vapor por 8 minutos. Por separado, en una sartén de teflón y con *spray* antiadherente, acitrone la zanahoria rallada junto con la cebolla y el pimiento morrón ya picado en cuadritos. Retire del fuego, añada el queso y sazone a su gusto. Con esta mezcla rellene las hojas de repollo, enróllelas y báñelas con salsa de tomate preparada con tomate, ajo, cebolla molidos, sal y pimienta.

Para 8 personas
1 rollo = 70 calorías

Rajas con champiñones

Ingredientes:

6	Chiles poblanos
1 1/2	Taza de champiñones frescos en rodajas
1	Papa grande
2	Tomates grandes picados
1	Cebolla chica
2	Dientes de ajo
	Sal y sazonadores al gusto

Modo de preparar:

Corte los chiles en rajas delgaditas y los champiñones en rodajas; pique la cebolla y el ajo. Aparte ponga a cocer la papa, después píquela en cuadritos. En una sartén de teflón y con spray antiadherente, coloque la papa, los tomates picados, el ajo y la cebolla. Acitrone por unos minutos e incorpore los chiles y los champiñones. Deje que se cuezan. Sazone al gusto.

Para 6 personas
1 ración = 55 calorías

Chiles rellenos de verduras

Ingredientes:

6	Chiles poblanos medianos
4	Calabacitas medianas
3	Zanahorias grandes
1	Papa grande
1	Taza de queso panela rallado
6	Hojas de lechuga
	Sal y pimienta al gusto

Modo de preparar:

Ase los chiles en el fuego de la estufa, luego despelléjelos y quíteles las semillas. Pique las calabacitas y la papa con todo y cáscara; ralle las zanahorias, mezcle estos tres ingredientes y póngalos a cocer a vapor (primero la papa y la zanahoria). Cuando la verdura esté lista, añada el queso rallado, la sal, la pimienta, y mezcle bien. Con las verduras rellene los chiles y acomódelos en un refractario previamente adornado con hojas de lechuga. Si lo desea, prepare una salsa de tomate con: tomate, cebolla, ajo cilantro y sal molidos; finalmente, bañe los chiles con esta salsa.

Para 6 personas
1 chile = 130 calorías

Pimientos con cebolla

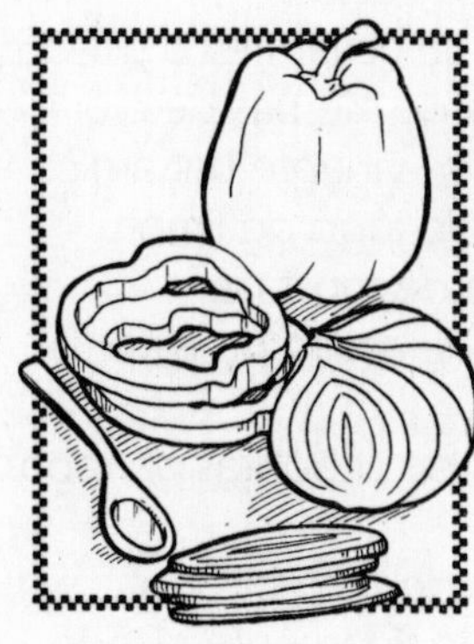

Ingredientes:

1 Pimiento morrón verde cortado en rodajas delgadas
1 Pimiento morrón rojo cortado en rodajas delgadas
1 Cebolla grande cortada en rodajas delgadas
1 Cucharada de salsa de soya baja en sal
1 Cucharada de vino blanco o vinagre balsámico
1 Cucharadita de aceite de oliva

Modo de preparar:

En una sartén de teflón caliente el aceite de oliva, añada todos los ingredientes y tápela. Cueza a fuego mediano por 2 minutos, destape y siga cociendo, revolviendo con frecuencia hasta que la mayor parte del líquido se haya evaporado y las verduras empiecen a dorarse.

Para 4 personas
1/2 taza = 40 calorías

Ensalada de papa

Ingredientes:

1/2	Kilo de papas cocidas
2	Cucharadas de perejil fresco picado
1 1/2	Cucharadita de hierbas de olor*
1	Cucharada de vinagre balsámico
1	Cucharada de jugo de limón
1	Cucharadita de mostaza
1	Cucharada de aceite de oliva extravirgen
2	Cucharadas de cebollitas de rabo picadas
2	Cucharadas de apio picado
1	Diente de ajo finamente picado
1/2	Cucharadita de azúcar
	Sal al gusto

Modo de preparar:

Cueza las papas; enjuáguelas con agua fría y rebánelas en tiras delgaditas. Colóquelas en una vasija y agrégueles el perejil y las hierbas de olor. En un recipiente pequeño mezcle vinagre, jugo de limón, mostaza, azúcar y ajo; incorpore a esta mezcla el aceite lentamente. Vierta este aderezo sobre las papas tibias, también la cebolla picada y el apio. Revuelva bien todo.

Para 4 personas
1/2 taza = 140 calorías

*Albahaca, laurel, mejorana, estragón, romero, tomillo, orégano, etcétera.

Ejotes con champiñones

Ingredientes:

2 1/2	Tazas de ejotes
1	Cucharada de aceite
2	Cebollas de rabo finamente picadas
1 1/2	Taza de champiñones en rodajas
1	Cucharadita de jugo de limón
1	Cucharadita de paprika
	Sal y pimienta al gusto

Modo de preparar:

Cueza los ejotes, enjuáguelos y colóquelos en un platón, manteniéndolos calientes. Mientras tanto, acitrone la cebolla en el aceite a temperatura media hasta que esté suave. Agregue los champiñones y el jugo del limón, revolviendo constantemente hasta que los champiñones estén suavecitos. Espolvoree la paprika, sal y pimienta sobre los champiñones y mezcle. Añada los champiñones a los ejotes y revuelva con calma para incorporarlos.

Para 4 personas
1 ración = 102 calorías

Vegetales chinos

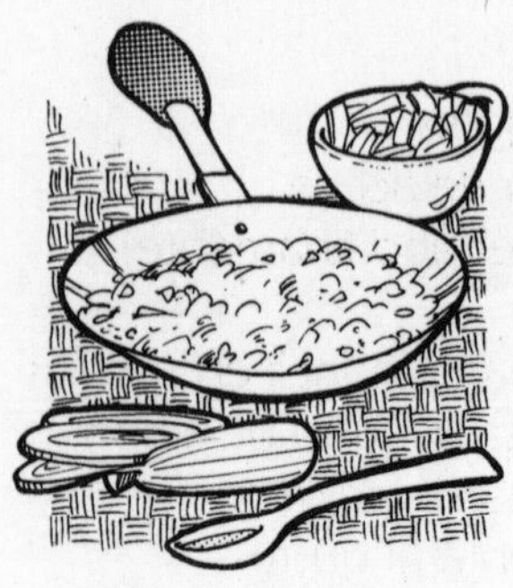

Ingredientes:

1 Taza de repollo rallado
1 Cebolla en rodajas
1 Taza de chile morrón en rajas
1 Taza de apio en rajas
2 Tazas de germinado de frijol de soya
1 Cucharadita de jugo de limón
2 Calabacitas en rajas
1 Cucharada de aceite de oliva
1 Cucharada de salsa de soya baja en sal

Modo de preparar:

En una sartén de teflón ponga a calentar el aceite, acitrone la cebolla, añada y cocine todos los vegetales restantes a fuego mediano, hasta que se vean claros. Casi al final agregue el jugo de limón y la soya.

Para 4 personas
1 ración = 60 calorías

Ensalada de espinacas

Ingredientes:

6	Tazas de hojas de espinaca
1	Taza de champiñones en rodajas
1	Cebolla morada chica en rodajas delgadas
1	Taza de gajos de naranja sin piel

Aderezo:

2	Cucharadas de jugo de limón
1	Diente de ajo chico finamente picado
4	Cucharadas de miel
1	Cucharada de vinagre blanco
1/8	Cucharadita de pimienta

Modo de preparar:

Combine las espinacas, los champiñones, la cebolla y los gajos de naranja sin piel. Aparte mezcle bien el jugo de limón, el ajo, la miel, el vinagre y la pimienta. Caliente esta mezcla en el microondas por unos segundos y añada sobre las espinacas.

Para 6 personas
1 ración = 105 calorías

Ensalada de repollo y zanahoria

Ingredientes:

1	Taza de repollo morado en rodajas delgadas
1	Taza de repollo blanco en rodajas delgadas
1	Taza de zanahoria rallada
3	Hojas de espinaca fresca cortadas (opcional)
1	Cucharada de mayonesa baja en grasa
3	Cucharadas de aderezo italiano bajo en grasa

Modo de preparar:

En un recipiente combine los dos repollos, la zanahoria y las hojas de espinaca. Aparte mezcle la mayonesa con el aderezo italiano y añádalo al repollo.

Para 6 personas
1 taza = 60 calorías

Ensalada de verduras con pasta

Ingredientes:

1 Taza de espárragos en trozos pequeños
1 Chile morrón rojo en rodajas delgadas
1 Taza de calabacitas cortadas en tiras
1 Taza de flores chicas de brócoli
1/4 Taza de cebolla picada
4 Tazas de pasta cocida: codito, moñitos

Aderezo:

1 Cucharada de salsa de soya baja en sodio
3 Cucharadas de vinagre balsámico
2 Cucharaditas de aceite de oliva
1 Cucharada de miel
1 Taza de tomates *cherry* partidos a la mitad
1 Cucharada de albahaca picada
Sal y pimienta al gusto

Modo de preparar:

En un recipiente grande mezcle la pasta y las verduras ya cocidas. En otra vasija revuelva bien el vinagre, la salsa de soya, el aceite, la miel, la sal y la pimienta. Vierta el aderezo sobre la pasta con verduras; mezcle con cuidado y adorne con la albahaca y los tomates *cherry.*

Para 6 personas
1 ración = 206 calorías

Ensalada chef

Ingredientes:

1	Cebolla morada chica finamente rebanada
2	Cucharadas de vinagre de arroz o balsámico
1/2	Cucharadita de azúcar
1	Manojo de espinacas o una bolsa chica
1	Lechuga orejona
1	Taza de tomates cherry partidos a la mitad
1	Taza de elote en grano
100	gr pechuga de pavo en rebanadas
100	gr Jamón de pierna bajo en grasa en rebanadas
1/3	Taza de queso panela en cuadritos

Modo de preparar:

En un recipiente pequeño mezcle la cebolla, el vinagre y el azúcar, hasta que la cebolla se suavice (15 minutos). Lave bien la espinaca y la lechuga. Colóquelas en una ensaladera o en 6 platos de ensalada, y adorne con los ingredientes restantes: tomate, elote, pavo, jamón, queso y las rebanadas de cebolla.

Para 6 personas
1 ración = 130 calorías

Pastel de verduras

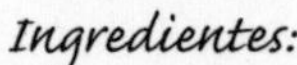

Ingredientes:

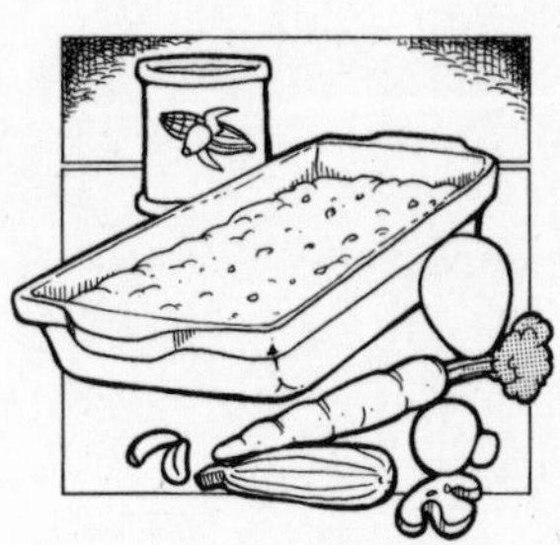

- 1 Cebolla chica
- 2 Zanahorias ralladas
- 2 Dientes de ajo finamente picados
- 5 Calabacitas
- 1 Brócoli o coliflor
- 2 Tazas de champiñones en rodajas delgadas
- 1 Pimiento morrón verde
- 1 Lata chica de elote en grano
- 1 Huevo o dos claras batidas
- Sal y pimienta al gusto

Modo de preparar:

En una sartén de teflón con *spray* antiadherente, sofría la cebolla, la zanahoria y el ajo. En un olla cueza a vapor las calabacitas, el brócoli, los champiñones y el pimiento morrón. Se machacan bien estas verduras con el aplanador de frijoles y se agrega la mezcla "frita" de las primeras verduras. Bata el huevo con un tenedor y añádalo. Ponga sal y pimienta al gusto. Vierta todo en un refractario previamente rociado con *spray* antiadherente y meta al horno por 30 minutos a 180 °C o 350 °F.

Para 6 personas
1 cuadro de 5 × 5 = 50 calorías

Sopas y pastas

Sopas y pastas

Las sopas pueden ser fuente de una buena nutrición, en especial si están hechas con verduras frescas y legumbres como lentejas, frijoles, habas y chícharos secos, ya que contienen proteína vegetal.

Lo más importante y sabroso debe ser el caldo "base" que se utiliza. Éste puede ser de pollo, res, pescado o verduras con hierbas de olor.

La pasta se elabora de muchas maneras y es muy variable su modo de servir, pues puede ser también un platillo completo si le añadimos carne, pollo, marisco, pescado o verdura. La cantidad de calorías se controla utilizando escasa cantidad de salsa o poca cantidad de grasa al prepararla, ya sea con margarina o mantequilla, aceite de oliva o mayonesa.

Mezcla básica para "cremas"

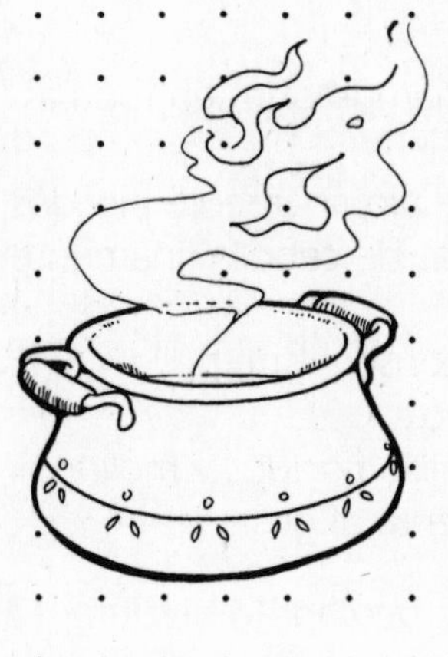

Ingredientes:

- 2 Tazas de leche descremada
- 2 Tazas de agua
- 2 Cucharadas de maizena
- 2 Cucharadas de cebolla seca en hojuelas
- 2 Cucharadas de consomé de pollo en polvo
- 1/4 Cucharadita de pimienta
- 1/2 Cucharadita de albahaca
- 1/2 Cucharadita de tomillo

Modo de preparar:

En una olla ponga todos los ingredientes y mezcle bien. Caliente a fuego lento por unos minutos hasta que la mezcla espese. Agregue la verdura cocida y molida de su preferencia.

1 taza = 85 calorías (sin la verdura)

Sopa de hongos con chile guajillo

Ingredientes:

1	Taza de champiñones en rodajas delgadas
2	Dientes de ajo finamente picados
3	Cucharadas de cebolla finamente picada
4	Tazas de consomé de pollo desgrasado
2	Chiles guajillo cocidos y molidos
	Sal y pimienta al gusto

Modo de preparar:

En una sartén de teflón con spray antiadherente, guise los champiñones con el ajo, la cebolla, la sal y la pimienta. Añada el consomé con el chile ya cocido y molido. Deje hervir por 5 minutos.

Para 4 personas
1 taza = 35 calorías

Sopa minestrone

Ingredientes:

1 Cucharada de aceite de oliva
1 Taza de cebolla picada
1/3 Taza de apio
1 Zanahoria grande en cuadritos
1 Calabacita grande en cuadritos
2 Dientes de ajo finamente picado
6 Tazas de caldo de pollo desgrasado o consomé
2 Tomates picaditos, sin semillas
1 Taza de espinacas o acelgas picadas
2/3 Taza de pasta (conchitas pequeñas)
2 Cucharaditas de albahaca fresca picada o 1 cucharadita de albahaca seca
Sal y pimienta al gusto

Modo de preparar:

En una olla a fuego mediano acitrone en el aceite de oliva el ajo, la cebolla, el apio y la zanahoria por unos minutos. Añada el caldo o consomé de pollo, el tomate, las espinacas y la pasta; aumente la temperatura hasta que hierva, bájela y deje hervir por 20 minutos más o hasta que la pasta esté cocida. Agregue al final la albahaca picada.

Para 6 personas
1 taza = 80 calorías

Sopa de champiñones al curry

Ingredientes:

2	Tazas de agua hervida
3	Tazas de champiñones en rodajas
1½	Taza de cebolla poro en rodajas
1	Cucharada de maizena
1	Cucharadita de polvo curry
4	Tazas de leche descremada
2	Cucharadas de consomé de pollo en polvo
2	Cucharadas de perejil picado (para adornar)
	Sal y pimienta al gusto

Modo de preparar:

Ponga los champiñones en agua hervida y déjelos remojando. En una sartén de teflón con spray antiadherente, acitrone la cebolla revolviéndola constantemente hasta que se vea transparente. Agregue la maizena y el polvo de curry mezclando con una cuchara de madera hasta que la cebolla esté bien cubierta. Añada la leche y el consomé de pollo. Cocine a fuego alto hasta que empiece a hervir ligeramente. Cuele los champiñones, añádalos a la sopa y cocine por 3 minutos más. Adorne con perejil picado.

Para 4 personas
1 taza = 150 calorías

Crema de calabacita

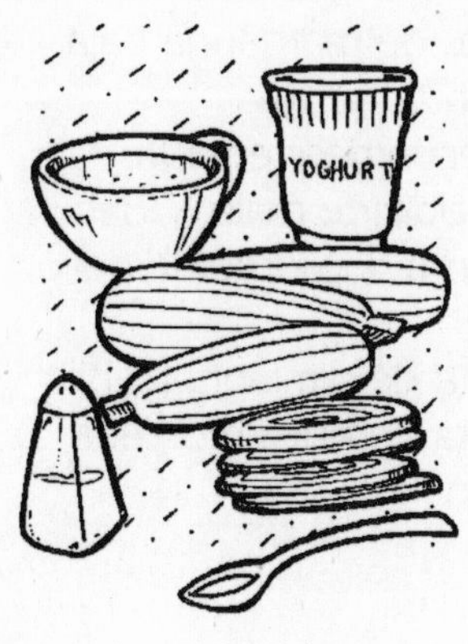

Ingredientes:

8 Calabacitas en rodajas delgadas
1 Cebolla chica en rodajas delgadas
2 Cucharaditas de aceite de oliva
3 Tazas de caldo de pollo desgrasado o consomé de pollo en polvo
1 Taza de yoghurt natural bajo en grasa
1 Taza de leche descremada
Sal y pimienta al gusto

Modo de preparar:

En una olla de teflón sofría la cebolla en el aceite de oliva hasta que esté transparente. Agregue las calabacitas y fría durante 3 minutos más. Vierta el caldo de pollo, revuelva, tape y deje hervir a fuego lento durante 8-10 minutos. Licue los ingredientes hasta obtener un puré suave. Añada el yoghurt y la leche a la sopa licuada; caliente y mezcle constantemente hasta que espese.

Para 4 personas
1 taza = 160 calorías

Crema de zanahoria

Ingredientes:

- 8 Zanahorias grandes peladas
- 2 Cucharadas de margarina baja en grasa
- 3 Tazas de leche descremada
- 2 Tazas de caldo de pollo desgrasado o consomé de pollo en polvo
- 1/2 Cucharadita de pimienta blanca
- 1 Cucharadita de nuez moscada
- Sal al gusto

Modo de preparar:

Ponga a cocer las zanahorias en agua o a vapor hasta que estén suaves. En una olla aparte derrita la margarina y añada la leche, el caldo de pollo o el consomé, la nuez moscada, la sal y la pimienta. Caliente a fuego mediano y añada las zanahorias previamente molidas en la licuadora con su propia agua, hasta obtener la consistencia deseada.

Para 6 personas
1 taza = 110 calorías

Crema de papa

Ingredientes:

4	papas medianas peladas y en rodajas
1/2	Cebolla chica picada
3	Tazas de caldo de pollo desgrasado o consomé de pollo en polvo
2	Tazas de agua
3	Tazas de leche descremada
3	Cucharadas de cebollitas de rabo finamente picadas
	Sal y pimienta al gusto

Modo de preparar:

Cueza en el agua y en el caldo de pollo o el consomé las papas con la cebolla picada, hasta que las papas estén cocidas; muela todo en la licuadora y vierta esta mezcla en una olla. Caliente a fuego mediano hasta que empiece a hervir; añada la leche; baja la flama y siga cocinando por 5 minutos. Agregue la sal, la pimienta y las cebollas de rabo rebanadas.

Para 6 personas
1 taza = 145 calorías

Sopa de cebolla

Ingredientes:

- 4 Tazas de cebolla en rodajas delgadas
- 6 Tazas de caldo de res
- 1/8 Cucharadita de pimienta
- 1/3 Taza de queso panela rallado
- Sal y pimienta al gusto

Modo de preparar:

En una olla de teflón y con *spray* antiadherente, acitrone bien la cebolla, añada el caldo de res, sal y pimienta, y deje que hierva 5-8 minutos. Sirva la sopa en plato hondo, con una cucharada de queso panela rallado encima.

Para 6 personas
1 taza = 95 calorías

Sopa de lentejas

Ingredientes:

- 1 Bolsa de lentejas de 500 gr remojadas en agua toda la noche
- 3½ Litros de agua
- 1 Cebolla chica picada
- 2 Dientes de ajo grandes picados
- 2 Tazas de tomate molido
- ½ Cucharadita de polvo de curry (opcional)
- Sal al gusto

Modo de preparar:

En una olla exprés ponga todo a cocer (a excepción del tomate molido); después de que hierva siga cociendo a fuego lento hasta que las lentejas estén suaves (aproximadamente 40 minutos). Ya cocidas, añada el tomate molido y cueza unos minutos más.

Para 8 personas
1 taza = 200 calorías

Caldo de pollo con repollo

Ingredientes:

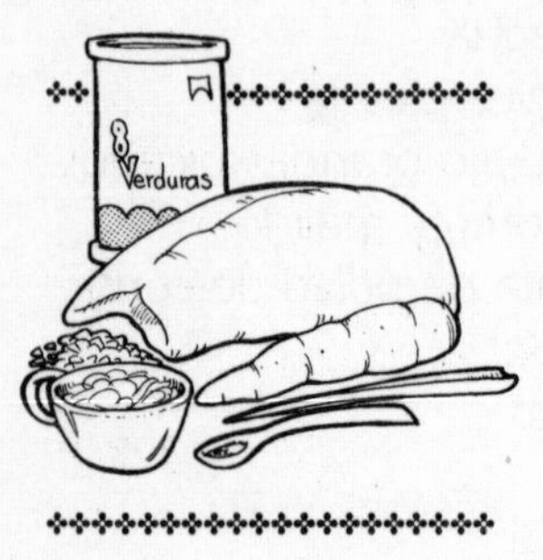

1	Lata de jugo de verduras
4	Tazas de caldo de pollo o consomé
3	Tazas de repollo finamente picado
1/2	Cebolla chica picada
2	Zanahorias grandes picadas
2	Tallos de apio picados
1/4	Cucharadita de pimienta
1/2	Cucharadita de paprika
1/2	Cucharadita de orégano
2	Pechugas de pollo cocidas, sin piel, picadas o desmenuzadas
	Sal al gusto

Modo de preparar:

En una olla grande hierva en el caldo de pollo o consomé todos los ingredientes a flama baja hasta que las verduras estén suaves y cocidas. Aparte ponga a cocer el pollo y desmenúcelo. Agréguelo al caldo cuando las verduras estén casi cocidas.

Para 4 personas
1 taza = 140 calorías

Arroz blanco

Ingredientes:

1	Taza de arroz
2 1/2	Tazas de agua
2	Dientes de ajo picaditos
1/4	Taza de cebolla picada
5	Gotas de jugo de limón
1	Cucharadita de sal
	Hojas de apio, laurel o rajas de chile morrón al gusto

Modo de preparar:

En una sartén de teflón con *spray* antiadherente, "dore" el arroz por 3-5 minutos con el ajo y la cebolla. Agregue el agua, la sal, las hojas de apio, laurel o las rajas de chile morrón y las gotas de jugo de limón. Deje cocer por 25-30 minutos o hasta que se haya evaporado el agua.

Para 6 personas
1/2 Taza = 110 calorías

Arroz con finas hierbas

Ingredientes:

Ponga a hervir:

2 1/2 Tazas de agua
2 Cucharaditas de consomé de pollo en polvo
1/8 Cucharadita de romero
1/2 Cucharadita de mejorana
1/2 Cucharadita de tomillo
1 Cucharadita de cebolla seca (hojuelas)

Añada:

1 Taza de arroz blanco o integral

Modo de preparar:

Ponga a hervir en una sartén a fuego medio todos los ingredientes, excepto el arroz. Cuando empiece a hervir añada el arroz, tape, baje la flama y deje cocer por 25-30 minutos. Si es arroz integral cueza por 40 minutos aproximadamente; además, requerirá 3 tazas de agua.

Para 6 personas
1/2 taza = 110 calorías

Salsa de tomate básica para pastas

Ingredientes:

1	Cucharadita de aceite de oliva
1	Taza de puré de tomate
1	Taza de tomate natural molido, sin semillas
2	Dientes de ajo grandes finamente picados
1	Cucharadita de orégano
1	Cucharadita de tomillo
1	Cucharadita de perejil
1	Cucharadita de albahaca
$^1/_8$	Cucharadita de pimienta
$^1/_2$	Cucharadita de sal

Modo de preparar:

En una sartén, caliente el aceite de oliva y acitrone un poco el ajo; agregue el puré de tomate, el tomate natural molido y los otros ingredientes; deje que hierva a flama baja unos minutos. Agregue esta salsa a cualquier pasta ya cocida.

1 taza = 200 calorías

Espagueti a la jardinera

Ingredientes:

Salsa:

Coloque en una olla:

3 Tomates grandes picados, sin semillas
2 Tallos de apio picados
2 Calabacitas chicas picadas
2 Zanahorias chicas en cuadros pequeños
1 Cebolla mediana picada
2 Cucharadas de agua

Cueza todo en una sartén de teflón y con *spray* antiadherente a fuego lento por 10 minutos. Revuelva ocasionalmente.

Añada:

1/2 Cucharadita de polvo de ajo
1 Cucharadita de sal
1/2 Cucharadita de pimienta
1/2 Cucharadita de orégano
3 Cucharadas de aderezo italiano bajo en calorías
1 Paquete de espagueti de 300 gr cocido al *dente*

Modo de preparar:

Tape y siga cociendo a fuego medio por unos minutos más, hasta que las calabacitas y las zanahorias estén cocidas. Aparte, cueza el paquete de espagueti, enjuague y añádale la salsa ya preparada y caliente.

Para 6 personas
1 taza = 240 calorías

Pasta con salsa de queso y hierbas

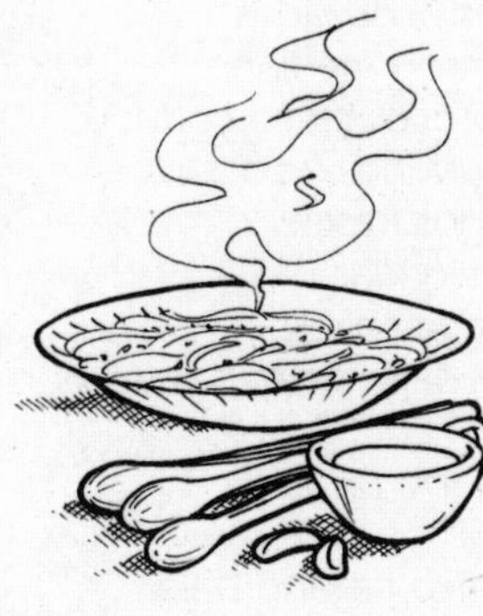

Ingredientes:

6 Tazas de macarrón o espagueti cocido al *dente*

Salsa:

Bata en la licuadora:

1 1/2 Cucharadas de perejil fresco picado

2 Dientes de ajo chicos

4 Cebollitas de rabo picadas

1/2 Taza de queso cottage bajo en grasa

1 Taza de leche descremada

Sal, pimienta y paprika al gusto

Modo de preparar:

En un refractario ponga las 6 tazas de macarrón o espagueti previamente cocido. Vierta la salsa encima, espolvoree paprika y meta al horno precalentado durante 10 minutos, o en el horno de microondas por 2-3 minutos.

Para 6 personas
1 taza = 250 calorías

Pasta con pollo o camarón

Ingredientes:

2	Pechugas de pollo cocidas, picadas o desmenuzadas
1	Taza de camarón mediano
1	Manojo de brócoli chico cortado en trozos pequeños y cocido
1	Taza de hongos frescos en rodajas delgadas
1	Cebolla morada chica cortada en rodajas delgadas y luego a la mitad
1	Tomate mediano picado, sin semillas
1/2	Taza de aderezo italiano bajo en calorías
1	Paquete de pasta de 200 gr cocida: conchitas, macarrón o moñitos
	Sal al gusto

Modo de preparar:

En un molde grande revuelva todo con suavidad. Refrigere por una hora.

Para 6 personas
1 Taza = 290 calorías

Coditos con nopalitos

Ingredientes:

2	Tazas de nopalitos cocidos y picados
1/2	Cebolla picada
1	Tomate grande picado, sin semillas
1	Chile morrón verde chico picado
1/4	Cebolla picada
2	Cucharadas de aceite de oliva
2	Cucharadas de vinagre balsámico
2	Cucharadas de agua
3	Cucharadas de cilantro picado
1	Paquete de coditos de 200 gr
	Sal al gusto

Modo de preparar:

Cueza los nopalitos en abundante agua con la cebolla y la sal. Enjuáguelos en agua fría hasta que suelten la baba y escúrralos perfectamente. Escurra la pasta ya cocida. Aparte revuelva el aceite y el vinagre y el agua. Mezcle la pasta, nopalitos, tomate, pimiento morrón, cebolla y cilantro; sazone con sal. Al final adereze con la mezcla del vinagre y el aceite. Revuelva suavemente. Sirva frío.

Para 6 personas
1 taza = 210 calorías

Caracolito con atún y chile chipotle

Ingredientes:

1	Lata grande de atún en agua
1	Paquete de caracolito de 200 gr
1/3	Cebolla picada
2	Dientes de ajo picados
2	Tomates grandes asados y pelados
1-2	Chiles chipotles de lata
1/2	Cucharada de consomé de pollo en polvo
3	Hojas de laurel

Modo de preparar:

En una sartén de teflón con *spray* antiadherente, acitrone la cebolla y el ajo. Licue el tomate con los chiles chipotles desvenados y vacíe en la sartén. Deje que se sazone bien. Añada el consomé, las hojas de laurel y el atún. Cocine por 5 minutos y vierta sobre la pasta ya cocida.

Para 6 personas
1 taza = 160 calorías

Salsas
para pollo, pescado y carnes

Salsa verde

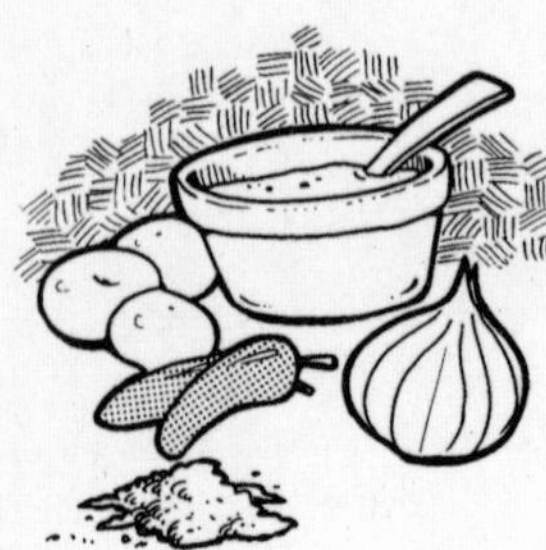

Ingredientes:

1 Kilo de tomate fresadilla
1 Taza de cilantro finamente picado
1-2 Chiles serranos picados (opcional)
1 Taza de cebolla finamente picada
Sal y pimienta al gusto

Modo de preparar:

En una olla ponga a cocer los tomates fresadilla y el chile serrano; ya que estén cocidos, muélalos en la licuadora; vierta la salsa en la olla. Añada la cebolla, el cilantro, la sal y la pimienta. Deje cocer por unos minutos más.

Salsa roja de tomate

Ingredientes:

1	Kilo de tomate
1	Taza de cebolla picada
2	Cucharadas de chile morrón verde picado
3	Cucharadas de cilantro picado
2-3	Dientes de ajo grandes
	Sal y pimienta al gusto

Modo de preparar:

En una olla ponga a cocer el tomate, el ajo, la cebolla y el pimiento morrón; ya que estén cocidos, muélalos en la licuadora. Devuelva a la olla y añada el cilantro, sal y pimienta. Deje cocer unos minutos más.

Salsa de champiñones

Ingredientes:

1 Lata grande de champiñones escurrida o 3 tazas de champiñones frescos en rodajas
1 Tomate grande finamente picado
1 Taza de cebolla picada
2 Cucharadas de chile morrón picado
1 Cucharada de cilantro finamente picado
1 Cucharadita de ralladura de limón
1 Cucharada de aceite de oliva
Sal y pimienta al gusto

Modo de preparar:

En una sartén de teflón, con el aceite de oliva ya caliente, acitrone los champiñones, la cabolla, el morrón y el tomate; ya que todo esté suave añada el cilantro y la ralladura de limón. Sirva sobre pollo, res, pescado o pasta.

Salsa de limón

(para pollo, pescado o verduras)

Ingredientes:

1 Cucharada de margarina baja en grasa
1 Cucharada de perejil finamente picado
1 Cucharadita de jugo de limón
1 Taza de caldo de pollo desgrasado
1 Cucharadita de maizena
1 Cucharadita de ralladura de limón
Sal al gusto

Modo de preparar:

En un recipiente de vidrio, combine todos los ingredientes. Meta al horno de microondas a temperatura alta por 2-4 minutos hasta que espese o caliente en la estufa a flama baja. Sirva esta salsa sobre pollo, pescado o verduras.

Salsa de chile poblano

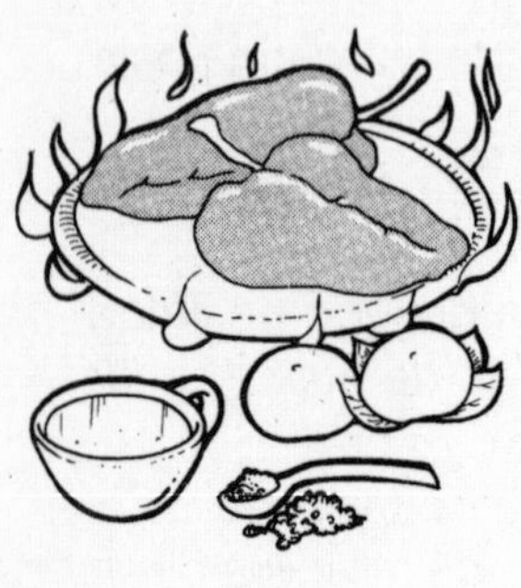

Igredientes:

3	Chiles poblanos
10	tomates fresadilla grandes cortados en cuartos
1	Taza de caldo de pollo desgrasado
2/3	Taza de cebollitas de rabo picadas
2	Dientes de ajo picados
1	Cucharadita de sal
1/2	Cucharadita de comino
1/2	Cucharadita de orégano
1/4	Cucharadita de pimienta
1/2	Taza de cilantro picado

Modo de preparar:

Ase los chiles poblanos en un comal hasta que estén suaves. Métalos en una bolsa de plástico, deje que se enfríen y entonces retíreles la piel quemada y desvénelos. Ponga los chiles en la licuadora con el tomatillo, el caldo, las cebollitas, los ajos, la sal, la pimienta, el comino y el orégano; muela muy bien. Cueza a fuego medio por 10 minutos, deje enfriar y agregue el cilantro picado.

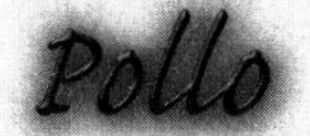
Pollo

Pollo

El pollo, el pavo, la gallinita de guinea y el faisán son menos "grasosos" que el pato o el ganso; de estas aves, el pavo tiene un menor contenido de grasa.

Retire la piel (pellejo) y toda la grasa visible del pollo o pavo antes de cocinarlo, ya que la mayor parte de la grasa (colesterol) se acumula en la piel.

El pollo o el pavo sin piel se pueden resecar con facilidad, especialmente cuando se preparan asados a la parrilla o al horno. Por esta razón se les puede dejar la piel mientras se cuecen para que no pierdan humedad, y ya cocidos, retirarla.

Las recetas de pollo de este capítulo contienen entre 180-280 calorías por ración.

1 ración = 120 gr ya cocido

Pavo o pollo marinado con hierbas de olor

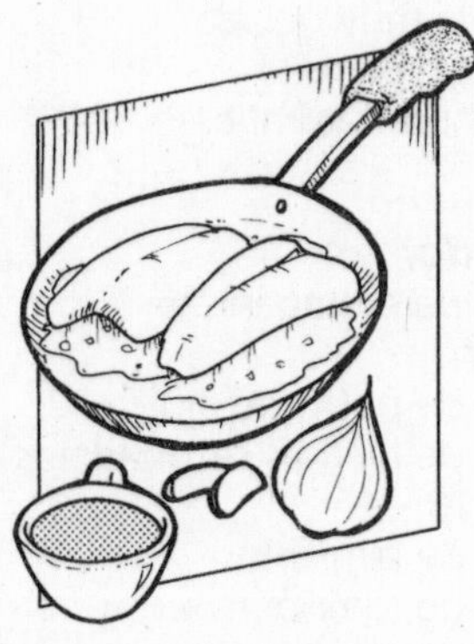

Ingredientes:

1	Kilo de pechugas de pavo o pollo sin piel ni hueso
1	Cucharada de harina
1	Cucharada de aceite de oliva o maíz
1	Taza de cebolla finamente picada
2	Dientes de ajo picaditos
1/2	Cucharadita de pimienta negra
1	Cucharadita de tomillo
1	Cucharadita de albahaca
1	Taza de puré de tomate
1/2	Taza de agua
	Sal al gusto

Modo de preparar:

Se espolvorean las pechugas con harina por ambos lados. En una sartén de teflón, con *spray* antiadherente y a fuego medio, se doran las pechugas por los dos lados de 2-3 minutos; retírelas de la sartén. Agregue a la sartén el aceite de oliva, la cebolla y el ajo. Cueza a fuego medio revolviendo constantemente hasta que la cebolla esté suave. Regrese las pechugas a la sartén. Añada la salsa de tomate previamente mezclada con el agua, la pimienta, el tomillo y la albahaca; tape y cueza por 20 minutos más o hasta que el pollo esté bien cocido.

Para 8 personas
1 ración = 200 calorías

Pollo frito

El secreto para el éxito
de esta receta es que el pollo
y el yoghurt estén bien helados.

Ingredientes:

8 Piezas de pollo sin piel
3 1/2 Tazas de agua muy helada (enfriarla con hielos)
1 Taza de yoghurt natural bajo en grasa

Empanizado:

3/4 Taza de pan para empanizar
3/4 Taza de harina
1/4 Cucharadita de polvo de ajo
1 Cucharadita de hierbas sazonadoras (veáse pág. 28)
1/8 Cucharadita de pimienta
1/2 Cucharadita de tomillo
1/2 Cucharadita de albahaca
1/2 Cucharadita de orégano

Modo de preparar:

Precaliente el horno a 200 °C. Cubra una charola de hornear con *spray* antiadherente varias veces. Ponga el pollo en un recipiente hondo y grande con el agua con hielos. Aparte vierta el yoghurt en un plato hondo y coloque un recipiente al lado del otro. Mezcle todos los ingredientes para el "empanizado", métalos en una bolsa de plástico, para que se revuelvan bien y después vacíelos en un plato hondo. Tome una pieza de pollo del agua helada, báñela con yoghurt y luego métala en el polvo de empanizar; rocíe la pieza de pollo con *spray* antiadherente y póngala en la charola de hornear; repita la misma operación con las piezas de pollo restantes. Coloque la charola de hornear en la parte inferior de su horno y cocine por 1 hora, volteando las piezas cada 20 minutos. Sirva caliente o a temperatura ambiente.

Para 8 personas
1 ración = 280 calorías

Pechuga de pollo al limón

Ingredientes:

1	Pechuga de pollo sin piel ni hueso (150 gr)
1	Cucharadita de aceite de oliva o margarina baja en grasa
1	Cucharadita de agua
1	Cucharadita de jugo de limón
1/4	Cucharadita de estragón
	Sal y pimienta al gusto

Modo de preparar:

En una sartén de teflón, caliente el aceite de oliva o margarina y el agua a flama baja y por separado el agua; dore ligeramente la pechuga. Aparte mezcle los otros ingredientes (limón y estragón) y añádalos al pollo; al final, agregue la sal y la pimienta. Cueza a fuego lento con la sartén tapada por 10 minutos o hasta que la pollo esté cocido.

Para una persona
1 ración = 230 calorías

Milanesas o pechugas de pollo a la naranja

Ingredientes:

4	Milanesas o pechugas de pollo sin piel
1	Taza de jugo de naranja
1	Cucharada de jugo de limón
1	Cucharadita de salsa de soya baja en sal
1	Cucharada de miel
1	Cucharadita de ralladura de naranja
1	Cucharadita de jengibre (opcional)
2	Cucharadas de mermelada de naranja baja en azúcar
4	Rodajas delgadas de naranja
	Sal al gusto

Modo de preparar:

Precaliente el horno a 200 °C o 400 °F. En una sartén de teflón con *spray* antiadherente, dore las milanesas por ambos lados. Añada a la sartén ya mezclados el jugo de naranja, de limón, la miel, la ralladura de naranja y el jengibre, deje marinar y cueza a flama baja por 10 minutos. Luego bañe el pollo con el jugo que suelta y añada la mermelada. Cocine por 10 minutos más o hasta que el pollo esté bien cocido. Adorne con rodajas delgadas de naranja.

Para 4 personas
1 ración = 270 calorías

Pollo con salsa de soya

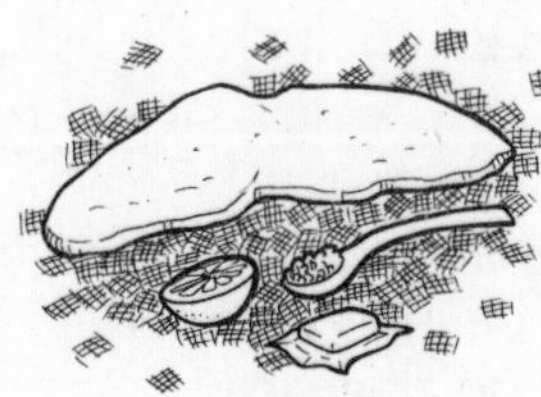

Ingredientes:

- 1 Milanesa de pollo
- 1 Cucharadita de jugo de limón
- 1 Cucharadita de cebolla finamente picada
- 1 Cucharadita de margarina baja en grasa
- 1 Cucharadita de salsa de soya baja en sal
- 1/2 Cucharadita de agua
- 1 Pizca de jengibre (opcional)

Modo de preparar:

En una sartén de teflón, caliente la margarina y el agua; agregue la cebolla y a flama baja dore la milanesa. Aparte mezcle el limón, la soya y el jengibre y añádalos a la milanesa. Cueza a flama baja con la sartén tapada hasta que el pollo esté cocido y dore por unos minutos más.

Para 1 persona
1 ración = 225 calorías

Pollo al horno

Ingredientes:

1	Kilo de piezas de pollo sin piel o de milanesas

Mezcle:

1 1/2	Taza de consomé de pollo
3	Cucharadas de jugo de limón
1	Cucharadita de albahaca
1	Cucharadita de tomillo
1/2	Cucharadita de pimienta
1	Cucharadita de salsa Maggi
1	Cucharadita de sal

Modo de preparar:

Añada al consomé de pollo el jugo de limón, la albahaca, el tomillo, la salsa Maggi, la sal y la pimienta. Coloque el pollo en un refractario y báñelo con este líquido; métalo al horno cubierto con papel aluminio por 20-30 minutos, bañe el pollo nuevamente con su jugo y siga horneándolo destapado por 10 minutos más para que dore o hasta que esté ya cocido.

Para 8 personas
1 ración = 210 calorías

Pechugas de pollo al cilantro

Ingredientes:

4 Pechugas o piezas de pollo sin piel

Muela:

1/3 Manojo de cilantro
1 Taza de yoghurt natural bajo en grasa
1 Cucharadita de consomé de pollo en polvo
1/4 Cucharadita de salsa inglesa
Pimienta y sal al gusto

Modo de preparar:

En una sartén de teflón y con *spray* antiadherente, dore las pechugas o piezas de pollo salpimentadas. Muela el manojo de cilantro con el yoghurt y la salsa inglesa, vacíe esta mezcla sobre el pollo y métalo al horno en un refractario cubierto con aluminio por 20 minutos y 10 minutos más al descubierto para que doren.

Para 4 personas
1 ración = 235 calorías

Pollo en salsa verde

Ingredientes:

1	Kilo de milanesas de pollo
2	Tazas de tomate fresadilla picado
1/2	Taza de cebolla picada
1/2	Taza de apio picado
3	Dientes de ajo finamente picados
1/2	Taza de chile poblano o morrón picado
3	Cucharadas de cilantro fresco picado
1/4	Cucharadita de pimienta
1/2	Cucharadita de comino
	Sal al gusto

Modo de preparar:

En una sartén de teflón con *spray* antiadherente, acitrone los tomates, la cebolla, el apio, el chile poblano y el ajo por 5 minutos; deje enfriar la mezcla y después lícuela; devuelva esta mezcla a la sartén y agregue los demás ingredientes; ponga a fuego lento por unos cuantos minutos para reducir la cantidad de líquido. Aparte, dore las milanesas en una sartén de teflón con *spray* antiadherente. Ya que estén cocidas, póngalas en un platón de servir y vacíe la salsa caliente sobre las milanesas.

Para 8 personas
1 ración = 215 calorías

Pechugas con pasta y especias

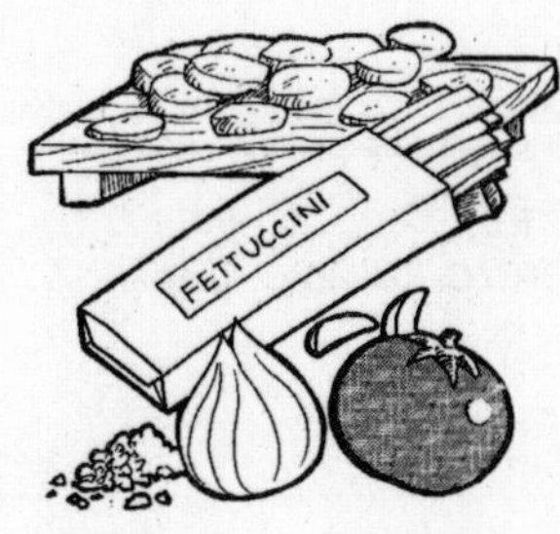

Ingredientes:

2	Cucharaditas de aceite de oliva
1/2	Taza de cebolla finamente picada
2	Dientes de ajo finamente picados
2	Tazas de tomate finamente picado
2	Tazas de cuadros de pollo o pavo ya cocidos
1	Cucharadita de albahaca
1/2	Cucharadita de sal
1/8	Cucharadita de pimienta
4	Tazas de *fettuccini* ya cocido
	Sal al gusto

Modo de preparar:

En una sartén de teflón, caliente el aceite de oliva a temperatura media, acitrone la cebolla y el ajo, y agregue los ingredientes restantes (tomate, pollo, albahaca, sal y pimienta), excepto la pasta. Baje la flama, tape y cocine por 5 minutos más. Revuelva frecuentemente hasta que la mezcla esté caliente y el tomate suave. Sírvala sobre el *fettuccini*.

Para 6 personas
1 ración = 235 calorías

Pollo marinado a la italiana

Ingredientes:

1	Kilo de milanesas de pollo o piezas de pollo sin piel
1	Taza de aderezo italiano bajo en calorías

Modo de preparar:

En un refractario ponga el pollo con el aderezo italiano, tápelo con papel aluminio y marine en el refrigerador por 3 horas o durante toda la noche. Métalo al horno precalentado a 200 ºC por 20 minutos, retire el papel aluminio y hornee 10 minutos más para que dore. El pollo se puede cocinar también en sartén de teflón con *spray* antiadherente.

Para 8 personas
1 ración = 245 calorías

Pollo al vino blanco con yoghurt

Ingredientes:

- 4 Pechugas de pollo deshuesadas o milanesas
- 2 Cucharadas de margarina baja en grasa
- 2 Cucharaditas de maizena
- ½ Taza de consomé de pollo
- ¾ Taza de yoghurt natural bajo en grasa
- 2 Cucharadas de vino blanco
- 1 Cucharadita de cáscara de limón rallada
- ½ Taza de champiñones frescos rebanados
- 8 Rodajas de limón o perejil picado para adornar
- Sal al gusto

Modo de preparar:

En una sartén de teflón derrita la de margarina y cueza y dore el pollo. Mientras tanto, en otra olla, caliente el consomé de pollo y la maizena revolviendo continuamente hasta que la mezcla se haga espesa; después añada el yoghurt, el vino, la cáscara de limón y la sal, revolviendo constantemente hasta que todo se incorpore; no deje que hierva. Retire la olla del fuego, bañe cada pechuga con los champiñones y vierta la salsa encima. Cueza de nuevo por 5 minutos. Adorne con las rodajas de limón o con el perejil picado.

Para 4 personas
1 ración = 290 calorías

Pollo chowmein

Ingredientes:

1	Milanesa de pollo en tiras
4	Cucharadas de agua
1	Cucharadita de aceite de oliva o de maíz
1/2	Cebolla poro chica en rodajas delgadas
1/4	Taza de chile morrón verde en rodajas delgadas
1/4	Taza de apio picado
1/3	Taza de calabacita en cuadritos
1/3	Taza de germinado de frijol de soya
1	Cucharadita de salsa de soya baja en sodio

Modo de preparar:

Ponga el aceite de oliva, el agua, el pollo y la cebolla en una sartén de teflón y cueza a fuego lento. Añada las verduras y tape la sartén hasta que estén cocidas. Vacíe, casi al final, la salsa de soya.

Para 1 persona
1 ración = 270 calorías

Ensalada de pollo suprema

Ingredientes:

2	Pechugas de pollo cocidas sin piel, picadas o desmenuzadas
1/3	Taza de apio picado
1/3	Taza de chile morrón rojo o verde picado
1	Cucharada de cebolla picada
1	Taza de chícharo y zanahoria
	Aderezo:
1	Taza de yoghurt natural bajo en grasa
2	Cucharadas de mayonesa baja en grasa
1	Cucharadita de vinagre balsámico
1	Pizca de paprika
4	Hojas de lechuga
	Sal de ajo y pimienta al gusto

Modo de preparar:

En un recipiente pequeño mezcle el yoghurt, la mayonesa, el vinagre, la sal, la pimienta y la paprika. En otro recipiente combine pollo, apio, chile morrón, cebolla, chícharos y zanahoria. Agregue a esto la mezcla de yoghurt, revuelva bien y refrigere. Sirva sobre las hojas de lechuga.

Para 4 personas
1 ración = 190 calorías

Pollo al curry

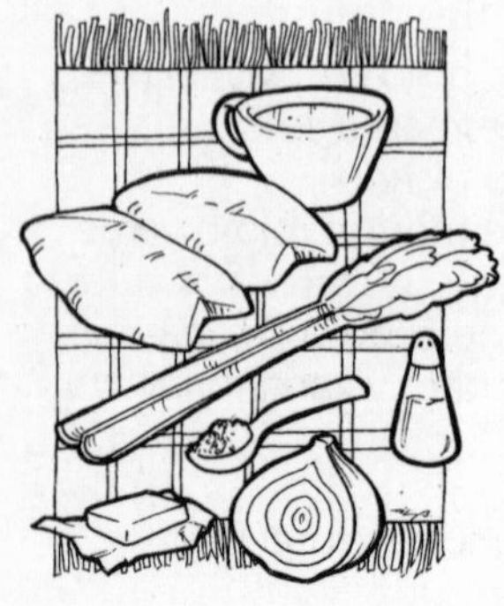

Ingredientes:

- 4 Pechugas de pollo sin piel ni hueso o milanesa de pollo
- 1 Cucharada de margarina baja en grasa
- 2 Tallos de apio picados
- 1/3 Taza de cebolla picada
- 1/2 Cucharadita de polvo de ajo
- 1 Cucharada de perejil picado
- 1 Cucharadita de curry
- 1 Taza de consomé de pollo desgrasado
- 1 Pizca de sal y pimienta

Modo de preparar:

En una sartén de teflón, con la margarina, dore las pechugas de pollo por ambos lados unos 10 minutos. Al dorarlas, rocíe el polvo de ajo, la sal y la pimienta. En otra sartén honda, coloque los ingredientes restantes: consomé de pollo, apio, cebolla, curry y perejil; añada a esto las pechugas ya doradas y deje cocer a flama baja por unos 10 minutos más.

Para 4 personas
1 ración = 215 calorías

Pollo o pavo con salsa de champiñones

Ingredientes:

4	Pechugas de pollo o pavo sin piel y deshuesadas
1	Taza de champiñones frescos en rodajas
1	Cucharada de aceite de oliva
1	Taza de consomé de pollo desgrasado
1/3	Taza de vino tinto o blanco
2	Cucharaditas de salsa de soya baja en sal
1	Cucharadita de margarina baja en grasa
	Sal y pimienta al gusto

Modo de preparar:

En una sartén de teflón con *spray* antiadherente, dore y cueza las pechugas. Caliente el aceite de oliva en una sartén de teflón y acitrone los champiñones. Añada los otros ingredientes: consomé de pollo, vino, soya y deje cocer por 4 o 5 minutos; al final, agregue la cucharadita de margarina. Vierta esta salsa sobre las pechugas calientes ya cocidas.

Para 4 personas
1 ración = 250 calorías

Pechuga de pollo o pavo a la mostaza

Ingredientes:

750	gr de pechugas de pollo o pavo deshuesadas y sin piel
	Mezcle (salsa de mostaza):
1/4	Taza de mostaza
1/2	Taza de yoghurt natural bajo en grasa
1	Taza de consomé de pollo desgrasado
1	Cucharada de alcaparras
	Sal y pimienta al gusto

Modo de preparar:

Ponga las pechugas de pollo o de pavo en un refractario; vacíe la salsa de mostaza previamente elaborada sobre las pechugas y marínelas por 4 horas o déjelas toda la noche en el refrigerador. Cocínelas en el horno a 200 °C durante 30 minutos, cubiertas con papel aluminio, hasta que estén suaves. Retire el papel aluminio y deje dorar por 10 minutos más.

Para 6 personas
1 ración = 255 calorías

Milanesa de pollo con yoghurt y especias

Ingredientes:

1	Kilo de milanesa de pollo
1	Taza de yoghurt natural bajo en grasa
1	Cucharadita de sal
2	Dientes de ajo molido
½	Cucharadita de paprika
	Hierbas de olor al gusto*

Modo de preparar:

Combine el yoghurt con el ajo, la sal, la paprika y las hierbas de olor. Vacíe esta mezcla sobre las milanesas en un refractario y marínelas durante 4 horas o toda la noche. Métalas al horno a 200 °C por 30 minutos cubiertas con papel aluminio, hasta que el pollo esté suave y bien cocido. Retire el papel aluminio y deje dorar por 10 minutos más.

Para 8 personas
1 ración = 210 calorías

*Albahaca, laurel, mejorana, estragón, romero, tomillo, orégano, etcétera.

Pollo o milanesa de pollo a la mexicana

Ingredientes:

4 pechugas o milanesas de pollo
Sal y pimienta

Salsa mexicana:

½ Taza de puré de tomate
½ Taza de tomate molido
⅓ Taza de agua
1 Cucharadita de comino
1 Cucharadita de orégano
3 Cucharadas de cilantro finamente picado
Polvo de ajo y cebolla al gusto
Sal y pimienta al gusto

Modo de preparar:

Dore el pollo salpimetado en una sartén de teflón con *spray* antiadherente, volteándolo una vez, hasta que se cueza. Ponga los ingredientes de la salsa en una olla pequeña y cueza durante 5 minutos. Agregue la salsa al pollo ya cocido. Adorne con el cilantro picado.

Para 4 personas
1 ración = 250 calorías

Milanesa o pollo a la paprika

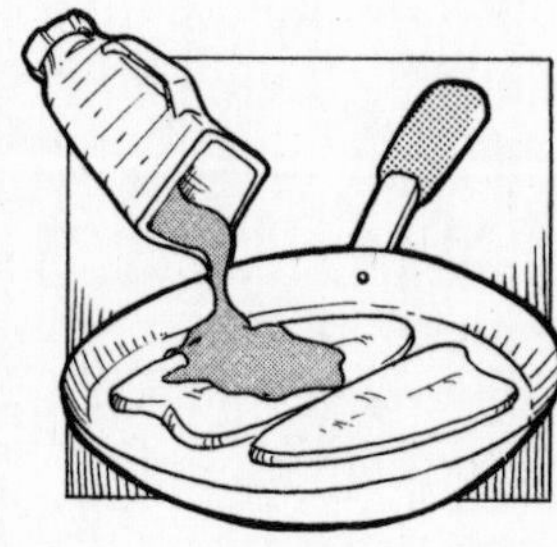

Ingredientes:

4 Milanesas de pollo o pechugas deshusadas
2 Tazas de cebolla en rodajas delgadas
1/2 Cucharada de paprika
1 Taza de consomé de pollo desgrasado
1 Taza de tomate picado
1 Pimiento morrón rojo chico en rodajas delgadas

Mezcle:

1/2 Taza de yoghurt natural bajo en grasa
1 Cucharadita de maizena
2 Cucharadas de agua fría
1/2 Cucharada de paprika
Sal y pimienta al gusto

Modo de preparar:

En una sartén de teflón y con *spray* antiadherente, acitrone las cebollas con media cucharada de paprika por unos minutos. Añada el pollo, el caldo de pollo, el tomate picado y el pimiento; deje hervir a flama baja por unos 10 minutos o hasta que el pollo esté cocido. Con una palita retire el pollo y los vegetales de la sartén. En una taza mezcle el yoghurt, la maizena, el agua y la 1/2 cucharada restante de paprika; revuelva bien y vierta esta mezcla al líquido que quedó en la sartén caliente y revuelva constantemente hasta que la salsa espese; no deje que hierva. Regrese el pollo y los vegetales a la sartén y caliente unos minutos más.

Para 4 personas
1 ración = 250 calorías

Pescados y mariscos

Pescados y mariscos

Las proteínas del pescado y del marisco contienen un valor nutritivo similar al de la carne roja.

Los pescados y mariscos cuentan además con una concentración alta de ácidos grasos omega-3, de vitamina D y de yodo. El contenido de grasas saturadas del pescado es menos del 10 por ciento, así como el de colesterol.

Los ácidos grasos omega-3 representan una protección contra las enfermedades cardiovasculares, disminuyendo los niveles de colesterol en la sangre y la arterioesclerosis.

Las marinadas y las salsas realzan el delicado sabor de los mariscos y los pescados.

1 ración = 120 gr ya cocido

Filete de pescado al morrón

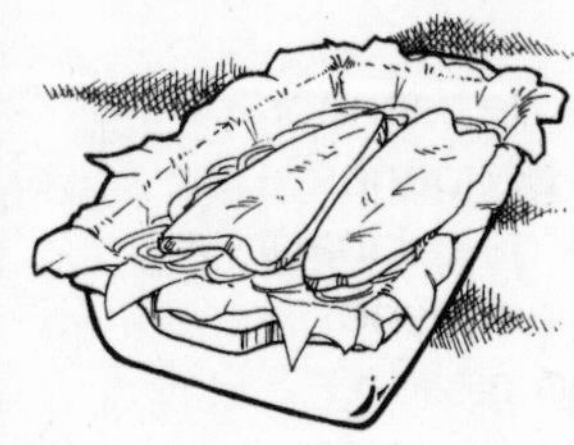

Ingredientes:

- ½ Kilo de filete de pescado (4 filetes aproximadamente)
- 2 Tomates en rodajas
- 1 Cebolla en rodajas
- 1 Chile morrón verde chico en rodajas
- 1 Chile morrón rojo chico en rodajas
- 2 Hojas de laurel
- 2 Cucharadas de cilantro picado
- Sal de ajo y pimienta al gusto

Modo de preparar:

Precaliente el horno a 180 °C. Sazone los filetes con pimienta, ponga papel alumnio en la base de un refractario cuadrado y coloque una cama de rodajas de tomate, otra de rodajas de cebolla y una más de rodajas de chile morrón. Acomode el filete de pescado sobre las camas y sazone con sal de ajo y hojas de laurel. Vuelva a poner camas de cebolla, de tomate y de chile morrón; sazone con sal de ajo; cierre perfectamente el refractario con papel aluminio y meta al horno por 20-30 minutos.

Para 4 personas
1 ración = 180 calorías

Rollitos de pescado

Ingredientes:

4	Filetes de pescado de 150 gr cada uno
5	Cucharadas de zanahoria en cuadros pequeños
5	Cucharadas de calabacita en cuadros pequeños
1/2	Tallo de apio picado
1/4	Taza de jugo de limón
1	Cucharadita de paprika
1/8	Cucharadita de pimienta molida
1	Cucharadita de sal

Modo de preparar:

Sazone los filetes con sal y pimienta y ponga las verduras en el centro; enróllelos y asegúrelos con un palillo, báñelos con el jugo del limón y espolvoréelos con paprika. Hornee a 180 °C por 20 minutos en un refractario cubierto con papel aluminio. Después retire el papel aluminio y siga cociendo por 10 minutos más aproximadamente, para que se doren un poco.

Para 4 personas
1 ración = 170 calorías

Filete de pescado con verduras

Ingredientes:

1/2	Kilo de filete de pescado
1	Cebolla chica en rodajas delgadas
1	Calabacita grande en rodajas delgadas
1	Zanahoria grande en cuadritos
2	Cucharadas de granos de elote
1	Cucharada de jugo de limón
1/2	Cucharadita de orégano
1	Cucharadita de sal
1/4	Cucharadita de pimienta

Modo de preparar:

Precaliente el horno a 180 °C. Ponga los filetes de pescado sobre papel aluminio, espolvoreelos con orégano, sal, pimienta y limón. Coloque una capa de cebolla, zanahoria, elote y calabacita. Cierre perfectamente el papel aluminio; ponga los filetes envueltos sobre una hoja de hornear. Meta al horno por 20 minutos aproximadamente o hasta que el pescado esté cocido.

Para 4 personas
1 ración = 175 calorías

Pescado teriyaki

Ingredientes:

- 1/2 Kilo de filete de pescado, el de su preferencia

Salsa:

- 1/4 Taza de jugo de manzana bajo en azúcar
- 1/4 Taza de salsa teriyaki
- 1/4 Taza de jugo de limón
- 4 Cebollitas de rabo en rodajas
- Sal, paprika y pimienta al gusto

Modo de preparar:

Precaliente el horno a 180 °C. En un refractario cuadrado y sobre papel aluminio, coloque los filetes de pescado. Aparte combine el jugo de manzana, la salsa teriyaki, el jugo de limón, la cebollita, y bañe los filetes con esta mezcla. Añada la sal, la paprika y la pimienta a su gusto. Tape los filetes con el papel aluminio y meta al horno por 20 minutos.

Para 4 personas
1 ración = 170 calorías

Filetes asados a la mexicana

Ingredientes:

1	Kilo de filete de pescado, el que guste (8 filetes aproximadamente)
1	Chile morrón en rajas delgadas
1	Chile poblano en rajas delgadas
4	Cucharadas de salsa de soya baja en sal
1	Cucharadita de paprika
1/2	Cucharadita de polvo de ajo
1	Cucharadita de polvo de cebolla
	Pimienta y perejil seco al gusto

Modo de preparar:

Precaliente el horno a 180 °C. Coloque el pescado en un refractario y encima ponga el chile morrón, el poblano, la salsa de soya y los sazonadores. Meta al horno, cubierto con papel aluminio por 20-30 minutos o hasta que los filetes estén bien cocidos.

Para 8 personas
1 ración = 170 calorías

Filetes de pescado en salsa verde

Ingredientes:

1	Kilo de filete de pescado, el que guste (8 filetes aproximadamente)
2 1/2	Tazas de tomate fresadilla picado
1/2	Taza de cebolla picada
1/2	Taza de apio picado
1/2	Taza de chile poblano picado
2	Dientes de ajo picados
2	Cucharaditas de cilantro fresco picado
1/4	Cucharadita de pimienta
1/4	Cucharadita de comino
1	Cucharadita de aceite de oliva
	Sal al gusto

Modo de preparar:

Marine los filetes con limón, sal y pimienta. En una sartén de teflón con el aceite de oliva ya caliente, acitrone los tomates, el apio, el chile poblano, el ajo y la cebolla por 10-12 minutos; deje enfriar y licue en la licuadora. Regrese la mezcla a la sartén y agregue los demás ingredientes: cilantro, pimienta, comino y sal, excepto el pescado. Ponga a fuego lento. Cueza los filetes al horno o a la parrilla y cuando estén cocidos vierta la salsa encima.

Para 8 personas
1 ración = 180 calorías

Filetes de salmón o pescado con hierbas de olor

Ingredientes:

1 Kilo de filete de pescado o salmón (8 filetes aproximadamente)
3 Cucharadas de margarina líquida baja en grasa
2 Cucharadas de jugo de limón
4 Cucharadas de cilantro picado
1 Cucharadita de sal de ajo
1 Cucharadita de paprika
1 Cucharadita de pimienta
1 Cucharadita de romero
1 Cucharadita de tomillo
Sal y pimienta blanca al gusto

Modo de preparar:

Se puede preparar en el asador o en el horno precalentado a 200 °C. Coloque los filetes sobre doble papel de aluminio, en un refractario. Unte la margarina sobre los filetes con una brocha por ambos lados; agregue el limón, el cilantro, la paprika, la sal de ajo y la pimienta; espolvoree a cada filete romero y tomillo. Póngalos en el horno con el papel aluminio bien cerrado o en el asador por 20-30 minutos aproximadamente.

Para 8 personas
1 ración = 170 calorías

Pescado con champiñones

Ingredientes:

- 1/2 Kilo de filete de pescado (4 filetes aproximadamente)
- 1 Taza de champiñones picados
- 1/2 Taza de cebolla en rodajas
- 1 Cucharada de aceite de oliva
- 1/2 Taza de pan molido para empanizar
- 1 Clara de huevo
- 2 Cucharadas de jugo de limón
- 1/2 Cucharadita de mejorana
- Paprika, sal y pimienta al gusto

Modo de preparar:

Precaliente el horno a 200 °C. En una sartén de teflón con el aceite caliente, acitrone los champiñones y la cebolla por 3 minutos. Agregue el pan molido, la clara de huevo, sal, 1 cucharada de jugo de limón y mejorana. Ponga esta mezcla sobre cada filete, enróllelos y asegúrelos con un palillo. Coloque los rollitos en un refractario rociado con *spray* antiadherente; añádales la cucharada de jugo de limón restante y espolvoréeles paprika. Meta al horno por 20 minutos aproximadamente.

Para 4 personas
1 Ración = 260 calorías

Camarones Victoria

Ingredientes:

1/2	Kilo de camarones limpios y pelados (4 tazas aproximadamente)
1/2	Taza de cebolla picadita
1	Cucharada de aceite de oliva
1	Taza de champiñones frescos en rodajas
1	Taza de yoghurt bajo en grasa
2	Tazas de arroz blanco cocido
	Sal y pimienta al gusto

Modo de preparar:

Acitrone los camarones y la cebolla en el aceite de oliva, hasta que estén suaves. Agregue la sal, la pimienta, el yoghurt y los champiñones. Cueza a flama baja por 10 minutos sin que llegue a hervir. Sirva sobre arroz blanco.

1/2 taza de camarones = 145 calorías
1/2 taza de arroz blanco = 110 calorías

Camarones Gumbo

Ingredientes:

1/2	Kilo de camarones limpios y pelados
2	Tazas de calabacitas en rodajas delgadas
1	Taza de tomate molido
2	Cucharadas de aceite de oliva
2/3	Taza de cebollitas de rabo picadas
3	Dientes de ajo finamente picados
2	Hojas de laurel
6	Gotas de salsa tabasco (opcional)
1/4	Cucharadita de pimienta
	Sal al gusto

Modo de preparar:

En una sartén de teflón con el aceite caliente, acitrone la calabacita por 10 minutos; añada los camarones, la cebolla, el ajo, la pimienta y la sal. Cueza por 5 minutos, agrege el tomate molido y las hojas de laurel. Tape la sartén y cocine por unos minutos hasta que disminuya un poco el líquido, retire las hojas de laurel y añada la salsa tabasco. Sirva estos camarones sobre arroz blanco si desea.

Para 4 personas
1 ración = 330 calorías

Camarones Estoril

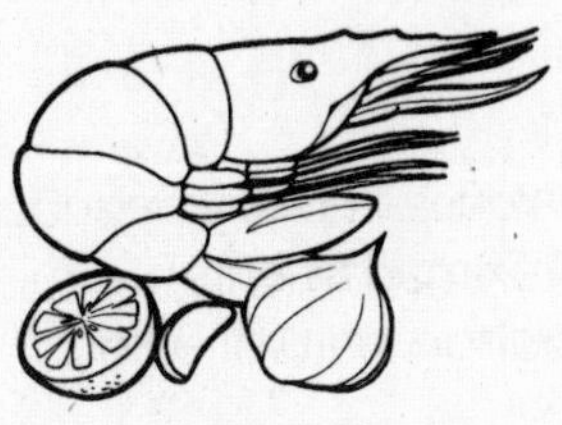

Ingredientes:

- 6 Camarones medianos limpios y pelados
- 1/2 Cucharadita de aceite de oliva
- 2 Cucharadas de cebolla finamente picada
- 1 Cucharadita de chile morrón finamente picado
- 1/2 Cucharadita de ajo finamente picado
- 1/4 Cucharadita de epazote finamente picado
- 1/2 Limón
- Sal y pimienta al gusto

Modo de preparar:

En una sartén de teflón con el aceite de oliva caliente se sofríen los camarones previamente salpimentados con la cebolla y el ajo. Cuando estén ligeramente dorados por ambos lados, se agregan los demás ingredientes, así como sal y pimienta al gusto y el jugo del limón. Se acompañan de verduras al vapor y/o arroz blanco.

Para 1 persona
1 ración = 190 calorías

Camarones al curry en salsa blanca

Ingredientes:

1 Kilo de camarones limpios y pelados (8 tazas aproximadamente)
2 Tazas de yoghurt natural bajo en grasa
2 Cucharadas de cebolla picada
2 Dientes de ajo finamente picados
1 1/2 Cucharadita de polvo de curry
1 Cucharada de aceite de oliva
Sal y pimienta blanca al gusto

Modo de preparar:

En una sartén de teflón, caliente el aceite de oliva y acitrone el ajo y la cebolla por unos minutos. Añada los camarones y revuelva bien. Minutos después agregue el yoghurt, el polvo de curry, la sal y la pimienta. Deje cocer unos minutos más, no deje que hierva. Sirva sobre arroz blanco si desea.
Para 8 personas

1/2 taza de camarones = 155 calorías
1/2 Taza de arroz = 110 calorías

Ensalada de camarones

Ingredientes:

1/2	Kilo de camarones limpios y pelados (4 tazas)
2	Tazas de flores chicas de brócoli cocidas
1	Taza de champiñones en rodajas
1	Taza de apio y cebolla picados
1	Lata chica de chícharos con zanahorias
4	Cucharadas de aderezo bajo en grasa, el que guste
4	Hojas de lechuga o de col morada

Modo de preparar:

En un recipiente combine los ingredientes de la ensalada: brócoli, champiñones, zanahorias y chícharos, apio y cebolla. Incorpore todo suavemente. Agregue los camarones y el aderezo de su elección al final. Sirva sobre una hoja de lechuga o de col morada.

Para 4-6 personas
1 taza = 290 calorías

Croquetas de atún

Ingredientes:

1	Lata de atún en agua escurrido
1	Cucharadita de soya baja en sal
1/3	Taza de pan molido
1/2	Taza de apio picado
1/3	Taza de cebolla picada
1	Clara de huevo
2	Cucharadas de perejil picado
1 1/2	Cucharada de jugo de limón
1/4	Cucharadita de pimienta blanca
1/4	Cucharadita de ajo en polvo

Modo de preparar:

Rocíe una hoja de hornear con *spray* antiadherente. Mezcle los ingredientes en un recipiente; divida la mezcla en 6 partes iguales y forme 6 tortitas ovaladas y un poco aplanadas. Colóquelas en la hoja de hornear. Métalas al horno precalentado a 200 °C por 10 minutos, deles vuelta y déjelas hornear otros 5 minutos.

1 croqueta = 80 calorías
Rinde 6 croquetas

Papas rellenas de atún

Ingredientes:

1	Lata grande de atún en agua escurrido
4	Papas medianas
1 1/2	Cucharadas de mayonesa baja en grasa
1	Cucharada de cebolla picada
1	Cucharada de cilantro picado
1/4	Cucharadita de paprika
1	Cucharadita de salsa Maggi
2	Gotas de salsa tabasco (opcional)

Modo de preparar:

Lave las papas y cuézalas hasta que estén suaves. En un recipiente mediano mezcle el resto de los ingredientes. Corte las papas a la mitad y sáqueles la pulpa, dejando la cáscara. Agregue la pulpa de la papa al atún junto con los otros ingredientes y revuelva bien. Rellene las cáscaras de las papas con esta mezcla y adórnelas con una ramita de cilantro. Ponga las cáscaras rellenas en un refractario y métalas al horno por 15 minutos para que doren.

Para 8 personas
1/2 papa rellena = 140 calorías

Tomates rellenos de atún

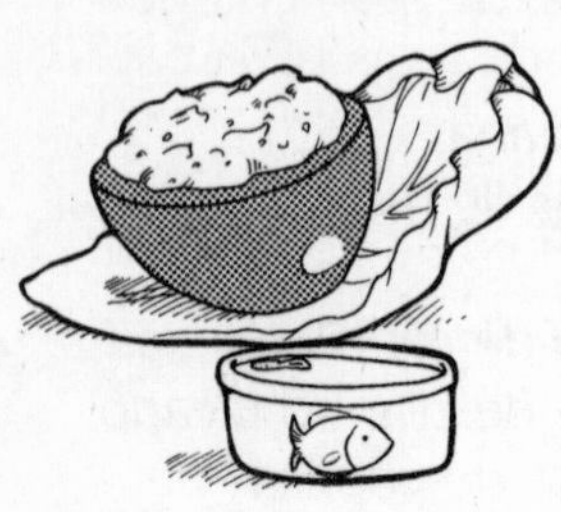

Ingredientes:

1	Lata de atún en agua escurrido
1	Tomate fresco cortado por la mitad
2	Cucharaditas de cebolla picada
3	Cucharaditas de apio picado
3	Cucharadas de chícharo y zanahoria
1	Cucharada de mayonesa baja en grasa
2	Hojas de lechuga o repollo morado

Modo de preparar:

Parta el tomate a la mitad y retírele la pulpa. Agregue la pulpa al atún y a los demás ingredientes. Llene las mitades de tomate con esta mezcla. Sírvalo frío sobre una hoja de lechuga o de repollo morado.

Para 2 personas
$^{1}/_{2}$ tomate relleno = 130 calorías

Ensalada de atún fría

Ingredientes:

1	Lata de atún en agua escurrido
1	Cucharada de mayonesa baja en grasa
1	Cucharadita de salsa de soya baja en sal
1	Cucharadita de cebolla deshidratada
1	Limón chico
$^1/_2$	Cucharadita de polvo de curry
1	Hoja de lechuga o espinaca

Modo de preparar:

Combine el atún con todos los ingredientes, revuelva bien y sírvalo sobre una hoja de lechuga o de espinaca. Utilice esta ensalada también para preparar sandwiches.

Para 1 persona
1 ración = 230 calorías

Ensalada de atún con queso cottage

Ingredientes:

1	Lata de atún en agua escurrido
1/2	Taza de queso cottage bajo en grasa
1/2	Pimiento morrón chico picado
1	Cucharada de cebollitas de rabo picadas
1	Cucharada de apio picado
1	Cucharadita de jugo de limón
2	Hojas de lechuga

Modo de preparar:

Combine todos los ingredientes en un recipiente, revuelva suavemente y refrigere. Sirva sobre lechuga o también utilícela para preparar sándwiches.

Para 2 personas
1 ración = 150 calorías

Atún con verduras calientes

Ingredientes:

Coloque en una sartén con spray antiadherente:

2 Cucharadas de aderezo italiano bajo en calorías
1/2 Taza de cebolla picada
3 Dientes de ajo picados
1 Taza de zanahoria finamente picada
1 Taza de apio finamente picado
1/3 Taza de chile morrón verde finamente picado
1/3 Taza de chile morrón rojo finamente picado
1 Taza de flores chicas de brócoli

Sofría la verdura de 5 a 10 minutos y añada:

2 Latas de atún en agua escurrido
2 Cucharaditas de salsa de soya baja en sal
1 Cucharadita de jugo de limón
1 Cucharadita de perejil picado
2 Cucharaditas de agua

Revuelva y cueza bien todos los ingredientes.

Rinde 6 raciones
1 ración = 90 calorías

Carnes

Carnes

Aprender a comer saludable y en un estilo bajo en grasa significa disfrutar pequeñas porciones de carne y escoger cortes sin grasa (carne magra). Las carnes contienen una cantidad importante de grasas saturadas (elevan el colesteol).

La forma de preparación y cocimiento también debe considerarse para evitar añadir más grasa al platillo. Por ejemplo: las hierbas de olor, las especias, los jugos de fruta y los vinos resaltan el sabor, además de ser ingredientes sabrosos para marinar y sazonar carnes.

Es importante estar al tanto del cocimiento de la carne, preferentemente dejarla a término medio, para que no se pierda el sabor y quede suave y jugosa.

1 ración = 120 gr ya cocida

Cortadillo de res

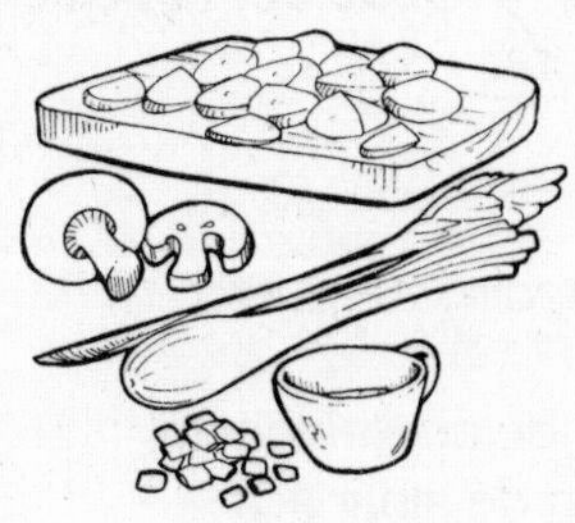

Ingredientes:

1 Kilo de cortadillo de res sin grasa (pulpa negra)
1/2 Taza de cebollitas de rabo en rodajas
1 Taza de apio finamente picado
2 Tazas de champiñones frescos en rodajas
1/2 Taza de ejotes picados
1/2 Taza de agua
1 Cucharada de salsa de soya baja en sal
Sal y pimienta al gusto

Modo de preparar:

En una sartén de teflón con *spray* antiadherente, se cuece la carne junto con la cebolla, la sal y la pimienta, hasta que dore. Por separado combine el agua, el apio, la salsa de soya; mezcle bien y añada la carne. Cocine a fuego medio hasta que hierva. Agregue los ingredientes restantes y cueza a fuego lento por 10 minutos o hasta que las verduras estén cocidas.

Para 8 personas
1 ración = 255 calorías

Cortadillo de puerco con ajo y albahaca

Ingredientes:

1/2	Kilo de cortadillo de puerco sin grasa
1	Cucharada de aceite vegetal
1	Cucharadita de albahaca
1/3	Taza de consomé de res
1	Cucharada de mostaza diluida en el consomé
4	Dientes de ajo finamente picados
2	Cebollitas de rabo en rodajas
	Sal y pimienta al gusto

Modo de preparar:

Caliente el aceite en una sartén de teflón y dore la carne a flama alta por 3 o 4 minutos. Agregue la cebolla, la albahaca, el ajo y el consomé con la mostaza; cueza hasta que hierva. Añada la sal y la pimienta. Baje la flama, tape y cocine por 10 minutos más o hasta que la carne esté cocida.

Para 4 personas
1 ración = 280 calorías

Carne de res a la Stroganoff

Ingredientes:

1	Kilo de filete de res, pulpa negra o aguayón en tiras
1	Taza de cebolla en rodajas
1	Taza de champiñones en rodajas delgadas
1/2	Taza de consomé de res
1	Cucharada de salsa inglesa
1	Cucharada de brandy (opcional)
2	Dientes de ajo machacados
1/3	Taza de yoghurt natural bajo en grasa
2	Cucharadas de perejil fresco picado
	Sal y pimienta negra al gusto

Modo de preparar:

Retire toda la grasa visible de la carne, córtela en tiras y sazónela con pimienta. En una sartén grande de teflón dore en seco la cebolla y los champiñones, a flama mediana, durante 3 minutos. Añada el consomé y la salsa inglesa, tape de nuevo y deje hervir a flama baja, moviendo de vez en cuando durante 5 minutos. Destape y deje que siga hirviendo 2 minutos más o hasta que sólo queden 5 cucharadas del líquido. Saque las verduras y manténgalas calientes. Incorpore la carne a la sartén y déjela cocer a fuego bajo durante 4 minutos o hasta que esté dorada (si usa brandy, agréguelo en este momento), añada el ajo; ponga nuevamente las cebollas y champiñones en la sartén y cocine durante 2 minutos; vacíe el yoghurt y el perejil y sazone con sal y pimienta. Decore con ramitas de perejil.

Para 8 personas
1 ración = 260 calorías

Filete de res con pimientos

Ingredientes:

- 3/4 Kilo de filete de res (6 medallones)
- 2 1/2 Dientes de ajo finamente picados
- 1 Cucharada de aceite de oliva
- 2 Chalotes finamente picados
- 1 Taza de champiñones en rodajas
- 1 Cucharadita de maizena
- 1 Taza de consomé de res
- 5 Cucharaditas de mostaza
- 2 Cucharaditas de salsa inglesa
- 5 Cucharadas de vino blanco (opcional)
- 2 Cucharaditas de jugo de limón
- 1 Cucharaditas de tomillo y romero seco
- 1/2 Pimiento verde chico, sin semillas, en rodajas delgadas
- 1/2 Pimiento rojo chico, sin semillas, en rodajas delgadas
- 1/2 Pimiento amarillo chico, sin semillas, en rodajas delgadas
- Pimienta negra y sal al gusto

Modo de preparar:

Ponga los medallones sobre un platón y úntelos con ajo, pimienta y sal; refrigérelos por 30 minutos. Caliente el aceite de oliva en una sartén de teflón a flama alta y dore los filetes durante 2 o 4 minutos por cada lado. Saque la carne de la sartén y déjela aparte. Agregue los chalotes y los champiñones al aceite con el jugo que soltó la carne y cocine por unos minutos. Vierta el consomé con la maizena, la mostaza, la salsa inglesa, el vino, el jugo de limón, el tomillo, el romero y los pimientos. Ponga los medallones nuevamente en la salsa junto con los otros ingredientes. Deje hervir a flama baja 10 minutos o hasta que la carne esté cocida a su gusto.

Para 6 personas
1 ración = 340 calorías

Sirloin al limón

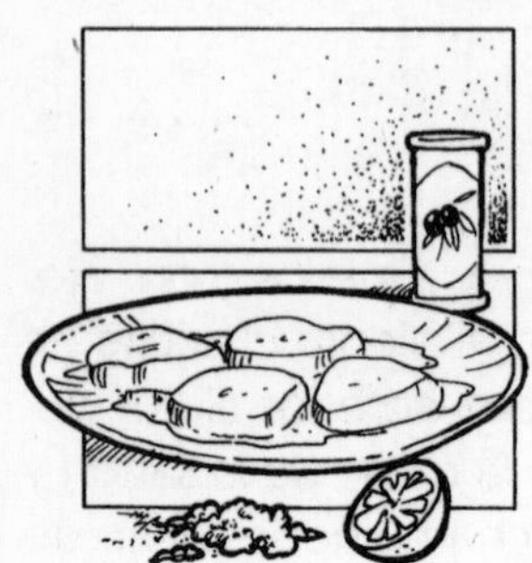

Ingredientes:

1/2	Kilo de sirloin sin grasa
1	Cucharada de aceite de oliva
1	Cucharada de jugo de limón
3	Cucharaditas de perejil finamente picado
	Hierbas de olor al gusto*
	Sal y pimienta al gusto

Modo de preparar:

Retire la grasa visible del sirloin. Córtelo en 4 porciones de 1 cm de grueso y espolvoréele sal y pimienta. En una sartén de teflón con el aceite caliente, dore los trozos de carne por 1 minuto. Agregue el jugo de limón y las hierbas de olor; siga cociendo hasta alcanzar el cocimiento deseado de la carne, y al final espolvoree perejil.

Para 4 personas
1 ración = 315 calorías

*Albahaca, laurel, mejorana, estragón, romero, tomillo, orégano, etcétera.

Filete o ternera a la mostaza

Ingredientes:

1/2	Kilo de filete de res o de ternera
1 1/2	Cucharada de mostaza tipo *Dijon*
1/2	Cucharadita de romero
1	Taza de champiñones frescos en rodajas
1/2	Taza de vino tinto, blanco o consomé de pollo
1/3	Taza de cebolla finamente picada
	Sal y pimienta al gusto

Modo de preparar:

Precaliente el horno a 200° C. Retire la grasa visible de la carne. Mezcle la mostaza, el romero, la sal y la pimienta. Unte con esta combinación la ternera o el filete. Coloque la carne en un refractario y agregue los ingredientes restantes; deje marinar en el refrigerador por 2 horas. Tape con papel aluminio y meta al horno por 20 o 30 minutos. Bañe la carne ocasionalmente con su propio jugo, hasta que esté suave y cocida; destape unos minutos para que dore. Casi al final añada los champiñones.

Para 4 personas
1 ración = 270 calorías

Puerco con espinacas

Ingredientes:

1/2	Kilo de lomo de puerco en tiras delgadas (sin grasa)
1	Cucharadita de aceite de oliva
1	Taza de champiñones finamente picados
1/4	Taza de chalotes finamente picados
1/4	Taza de cebolla picada
4	Cucharadas de vino tinto (opcional)
1/2	Taza de consomé de res o pollo
3	Tazas de espinacas picadas
	Sal y pimienta al gusto

Modo de preparar:

En una sartén de teflón, con el aceite de oliva caliente, cueza la carne salpimentada, los champiñones y los chalotes a fuego mediano por 15 minutos o hasta que la carne esté cocida. Mezcle el vino y el consomé y añádalos a la carne. Caliente a flama alta hasta que hierva revolviendo constantemente. Al final agregue las espinacas y deje cocer por unos minutos más hasta que se consuma un poco el líquido.

Para 4 personas
1 ración = 310 calorías

Cacerola de res o ternera con champiñones

Ingredientes:

1 Kilo de pulpa negra de res o de ternera en cuadritos
2 Cucharadas de aceite de oliva
2 Chalotes finamente picados
1 Diente de ajo finamente picado
1 Taza de consomé de res o de pollo
1 Taza de tomate picado
1 Taza de botones de champiñones
2 Cucharadas de perejil fresco picado
1 manojo de hierbas de olor*
Sal y pimienta al gusto

Modo de preparar:

Sazone la carne con sal y pimienta y déjela reposar por 30 minutos. Caliente el aceite de oliva en una sartén grande de teflón y fría la carne revolviendo hasta que se doren todos sus lados. Sáquela del sartén y póngala aparte. Añada los chalotes y el ajo en la misma sartén, baje la flama y cocine hasta que se ablanden, pero no doren. Incorpore la carne de nuevo en la sartén y mezcle bien. Agregue el consomé, el tomate, las hierbas de olor y los champiñones, y deje que empiece a hervir; siga cociendo en la sartén a flama baja por unos 15-20 minutos más o cambie la carne a un refractario, cúbralo con papel aluminio y hornee a 200°C por 20 minutos o hasta que la carne esté cocida. Espolvoree perejil picado para adornar antes de servir.

Para 8 personas
1 ración = 295 calorías

*Albahaca, laurel, mejorana, estragón, romero, tomillo, orégano, etcétera.

Ternera o res Romanoff

Ingredientes:

750	gr de ternera, pulpa negra o filete de res en cuadros o tiras
1	Cucharada de margarina baja en grasa
1/2	Taza de cebolla en rodajas
1/3	Taza de vino blanco (opcional) o de consomé de res
1/3	Taza de jugo de tomate
1/2	Taza de yoghurt natural bajo en grasa
1	Cucharadita de mostaza
2	Cucharadas de queso parmesano
2	Cucharadas de perejil fresco picado
	Sal y pimienta al gusto

Modo de preparar:

En una sartén grande de teflón derrita la margarina. Cueza a flama alta la carne con la cebolla por unos 20 minutos. Agregue el vino, el jugo de tomate, la mostaza, y el yoghurt. Baje la flama, tape la sartén y cueza por 10 minutos o hasta que la carne esté suave. Añada sal y pimienta al gusto, cocine hasta que la salsa esté espesa. Al final espolvoree el queso parmesano y el perejil sobre la carne.

Para 6 personas
1 ración = 270 calorías

Filete de res a la pimienta

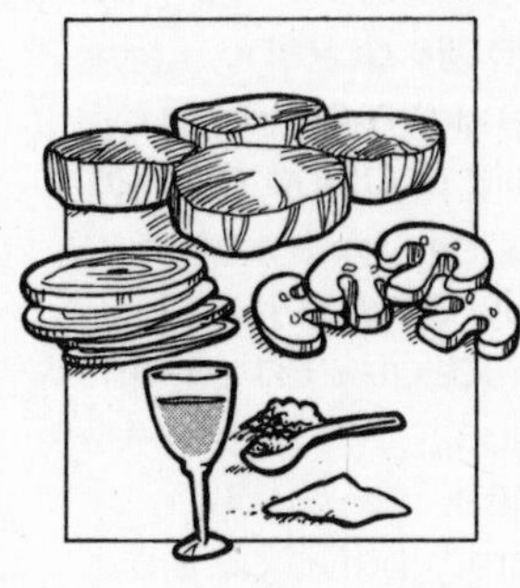

Ingredientes:

- 1/2 Kilo de filete de res (4 medallones)
- 1 Cucharada de margarina baja en grasa
- 1 Taza de champiñones frescos rebanados
- 1 Cebolla chica en rodajas delgadas
- 3/4 Taza de consomé de res o pollo desgrasado
- 1/4 Taza de vino tinto
- 1 Cucharada de maizena
- 1/4 Cucharadita de mejorana
- 1 Cucharada de pimienta negra en bola molida
- Sal al gusto

Modo de preparar:

A los 4 medallones únteles la mejorana y la pimienta por ambos lados. En una sartén de teflón derrita la margarina a temperatura media, dore los medallones 4 minutos de cada lado; ya que estén casi cocidos, retírelos de la sartén y manténgalos calientes. En la misma sartén a fuego medio cueza los champiñones y la cebolla hasta que esté suave. Aparte combine el consomé, el vino y la maizena y añada a los champiñones; cocine a fuego medio revolviendo constantemente hasta que la mezcla hierva y espese. Vierta esta salsa sobre los medallones calientes.

Para 4 personas
1 ración = 280 calorías

Rollito de milanesa

Ingredientes:

1	Milanesa delgada de res (150 gr)
1	Tallo de cebolla de rabo
1/3	Taza de tomate molido
1/4	Taza de chile poblano en tiras delgadas
1/4	Taza de chícharos
1/4	Taza de calabacitas en cuadritos
1/4	Taza de agua
1/4	Taza de agua
	Sal, pimienta y polvo de ajo al gusto

Modo de preparar:

Espolvoree la milanesa con pimienta y sal y extiéndala sobre una superficie plana, ponga el tallo de la cebolla en el centro. Haga un rollito y ciérrelo con un palillo. En una sartén previamente calentada y rociada con *spray* antiadherente, ponga el rollito de milanesa. Agregue el chile poblano, las calabacitas y los chícharos; después el tomate. Sazone y añada el agua, tape y deje hervir a fuego lento hasta que la carne esté cocida.

Para 1 persona
1 ración = 270 calorías

Bistek o milanesa con champiñones

Ingredientes:

6 Bisteces o milanesas de res en tiras sin grasa
10 Cebollitas de cambray a la mitad
1 Chile poblano en rajas
1 Taza de tomate molido
1 Lata de champiñones chica sin escurrir, picados
Sal, pimienta, laurel y ajo al gusto

Modo de preparar:

En una sartén de teflón con *spray* antiadherente, dore los bisteces o milanesas junto con las cebollitas y el chile poblano. Añada el tomate molido con los champiñones picados con todo y jugo. Sazone con especias y sal, y deje hervir unos 10 minutos o hasta que la carne esté cocida.

Para 6 personas
1 bistek = 270 calorías

Carne poblana (cuete de res)

Ingredientes:

1/2	Kilo de cuete de res
1/2	Repolllo chico rallado
1/2	Pimiento morrón fresco en cuadritos
1	Cebolla chica en rodajas
1/2	Lata de chile chipotle chica (opcional)
1/3	Taza de salsa catsup
2/3	Taza tomate molido
1	Cucharada de salsa inglesa
2	Dientes de ajo
1	Ramita de perejil
	Sal, pimienta y polvo de ajo al gusto.

Modo de preparar:

Ponga a cocer la carne con sal y ajo. Una vez cocida se deshebra finamente. Aparte ralle el repollo. En una sartén de teflón con *spray* antiadherente, dore la cebolla y el pimiento morrón, después añada el repollo rallado y enseguida la carne deshebrada. Cuando el repollo esté suave, agregue el chile chipotle previamente licuado junto con las salsas y el tomate. Sazone con pimienta, sal, polvo de ajo y perejil. Deje hervir a fuego lento unos minutos más hasta que espese.

Para 4 personas
1 ración = 330 calorías

Albóndigas con verduras

Ingredientes:

- 1/2 Kilo de carne magra molida
- 1 Cucharada de mostaza
- 3 Dientes de ajo finamente picados
- 2 Zanahorias en rajas delgadas
- 3 Papas en rajas delgadas
- 1/2 Taza de ejotes
- 1 Cebolla en rajas delgadas
- 2 Calabacitas en rajas delgadas
- 3 Chiles poblanos o morrones en rajas delgadas
- 1 Taza de agua
- 1 Taza de tomate molido
- Sal y pimienta al gusto
- Hierbas de olor al gusto*

Modo de preparar:

En un recipiente mezcle la carne molida con el ajo picado, la mostaza y la sal. Prepare bolitas del tamaño que desee. En un refractario coloque las verduras crudas y sazonadas con sal y hierbas de olor; ponga encima las albóndigas crudas y agregue el tomate y el agua, tape con papel aluminio y hornee a 200 °C de 40 minutos a 1 hora.

Para 4 personas
1 ración = 360 calorías

*Albahaca, laurel, mejorana, estragón, romero, tomillo, orégano, etcétera.

Falda de res

Ingredientes:

½ Kilo de pulpa de res para deshebrar cocida y deshebrada

Cocer:

2 Tomates picados
½ Taza de puré de tomate
2 Dientes de ajo picados
2 Cucharadas de cebolla picada
1 Chile serrano picado o chipotle (si desea)
1 Cucharada de aceite de oliva
Sal y pimienta al gusto

Modo de preparar:

Ponga en un refractario los tomates, el puré de tomate, los ajos picados, la cebolla, el chile y el aceite de oliva; tape y meta en el horno de microondas. Cocine por 5 u 8 minutos en potencia alta (high) y revuelva a la mitad del tiempo. O bien, en una sartén de teflón, caliente el aceite de oliva y añada el ajo, la cebolla, el chile, los tomates y el puré; cueza por unos minutos. Añada la carne deshebrada, sal y pimienta. Revuelva bien, tape y cocine por 5 minutos más.

Para 4 personas
1 ración = 285 calorías

Salpicón de carne (deshebrada)

Ingredientes:

750 gr de pulpa negra para deshebrar
1/2 Cebolla chica

Mezcle:
1 Taza de cebolla en rodajas delgadas
1 Taza de granos de elote
1 Taza de chícharos cocidos
1 Lechuga romana picada finamente

Aderezo:
3 Cucharadas de aceite de oliva extravirgen
4 Cucharadas de vinagre de manzana o balsámico
2 Cucharadas de agua
1/3 Cucharadita de orégano molido
Sal y pimienta al gusto

Modo de preparar:

En una olla ponga a cocer la carne con 2 o 3 litros de agua, sal y 1/2 cebolla durante 60 minutos aproximadamente o hasta que la carne esté cocida. Déjela enfriar y deshébrela. En un recipiente grande, mezcle la cebolla, los granos de elote, los chícharos y la lechuga; incorpore la carne deshebrada y revuelva. En una vasija pequeña de vidrio, mezcle el aceite, el vinagre, el agua, el orégano, la sal y la pimienta. Bañe la carne con la vinagreta y sirva.

Para 6 personas
1 ración = 340 calorías

Pierna o lomo de puerco al horno

Ingredientes:

1 Kilo de pierna o lomo de puerco sin grasa

Salsa (licuar):

1 Cebolla chica
1 Taza de agua
2 Dientes de ajo
2 Cucharadas de mostaza
1 Cucharada de aceite de oliva
2 Cucharadas de vinagre balsámico
1 Cerveza *light*
Sal y pimienta al gusto

Modo de preparar:

Marine la carne con la salsa por 4 horas. Colóquela ya marinada en un refractario hondo o una pavera, cubra con papel aluminio y meta al horno a 200 °C por 50 minutos aproximadamente. O bien, deje cociendo toda la noche (8 horas) en una olla de lento cocimiento a temperatura baja (*low*).

Para 8 personas
1 ración = 230 calorías

Filete, cuete o puerco marinado

Ingredientes:

1 Kilo de carne sin grasa

Marinar con:

- 1/2 Taza de salsa de soya baja en sal
- 1 1/2 Taza de agua
- 2 Cucharadas de mostaza
- 1 Cucharada de salsa *Worcestershire*
- 1 Cucharadita de pimienta
- 1 Cucharadita de sal de ajo
- 2 Cucharadas de perejil seco
- 1 Cucharadita de orégano
- Pimienta al gusto

Modo de preparar:

Revuelva todos los ingredientes en un recipiente. Por separado, acomode la carne en un refractario hondo o en una pavera; cubra la carne con la mezcla, refrigere y deje marinar por 4 horas o toda la noche. Cierre el refractario con papel aluminio y meta al horno precalentado a 200 °C de 45 a 60 minutos o hasta que la carne esté cocida. Si prefiere utilice una olla de lento cocimiento a temperatura baja (*low*) durante 8 horas aproximadamente.

Para 8 personas
1 ración = 255 calorías

Pastel de carne

Ingredientes:

1/2	Kilo de pulpa negra molida de res
1/2	Kilo de carne molida de pollo (milanesa)

Añada:

1/2	Taza de hojuelas de avena
1/2	Taza de puré de tomate
1/2	Taza de cebolla finamente picada
1	Cucharada de mostaza
2	Dientes de ajo finamente picado
2	Cucharadas de perejil fresco picado
1	Cucharadita de sazonador italiano en polvo
2	Cucharaditas de sal
1/4	Cucharadita de pimienta

Modo de preparar:

Precaliente el horno a 200 ºC. Mezcle los ingredientes vigorosamente para que quede todo bien incorporado. Vierta y presione la mezcla en un refractario rectangular sin engrasar. Meta al horno descubierto y cocine por 1 hora aproximadamente o hasta que el centro no esté rosa.

Para 8 personas
1 ración = 270 calorías

Panes y postres

Panes y postres

Las recetas de esta sección utilizan leche descremada, aceites vegetales o margarina baja en grasa, claras de huevo o menos huevos para disminuir la cantidad de colesterol y de grasa.

También el pan es una fuente de vitaminas, minerales y proteína vegetal, sobre todo si se usa harina integral para su elaboración

A continuación, algunas recomendaciones que pueden ser útiles en su cocina:

Cuando se emplean recipientes de vidrio o refractarios para cocer en el horno algún pan, la temperatura deberá ser menor que cuando se utiliza un recipiente de metal. Por ejemplo, de 200 °C bajar a 150 °C con el mismo tiempo de cocimiento.

Si se utiliza poca harina integral, guárdela en el refrigerador para que no se heche a perder, pues tiene menor vida que la harina blanca.

Usted puede crear sus propias recetas sustituyendo aceite por margarina baja en grasa o disminuir la cantidad total de manteca, margarina o aceite. Se puede también reducir la cantidad de huevos o emplear sólo claras (1 huevo = 2 claras). Limitar la cantidad de azúcar en la receta a la mitad o a la tercera parte. Use mermelada baja en azúcar y/o frutas naturales. Seleccione leche o yoghurt descremados.

Recetas de muffins integrales de pasas, manzana o zanahoria

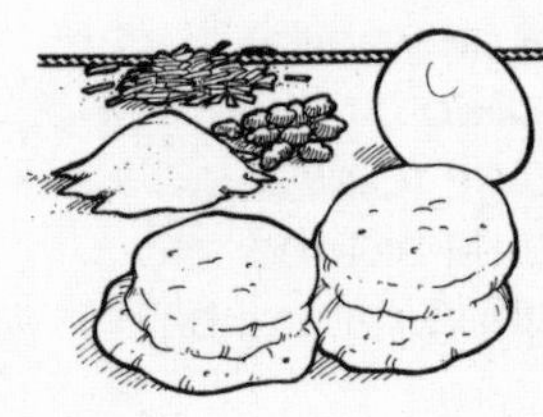

Ingredientes:

1	Taza de cereal de salvado
1	Taza de harina cernida (integral si se desea)
1	Taza de yoghurt natural bajo en grasa o de leche descremada
1/2	Taza de azúcar morena
1	Huevo o 2 claras
1/4	Taza de aceite vegetal
2	Cucharaditas de rexal
2	Cucharaditas de canela molida
1/4	Taza de pasas, de manzana o de zanahorias ralladas

Modo de preparar:

En un recipiente hondo mezcle el cereal, el yoghurt o leche, el huevo y el aceite; deje reposar por 10 minutos para que se suavice el cereal. Aparte combine: el harina, el azúcar, el rexal y la canela. Bata la mezcla húmeda primero y vaya incorporando poco a poco la mezcla de harina hasta que quede bien batido. Finalmente, agregue las pasas, la manzana o la zanahoria. Ponga la masa en un molde de quequitos rociado previamente con *spray* antiadherente. Hornee a 180 °C de 23 a 50 minutos o hasta que se doren.

Rinde 8 *muffins*
1 *muffin* = 130 calorías

Coffe cake de manzana

Ingredientes:

1 3/4 Taza de harina cernida
1/2 Taza de azúcar blanca
2 Cucharadas de margarina suave baja en grasa
1 Cucharadita de vainilla
2 Claras de huevo
1 Cucharadita de rexal
1/2 Cucharadita de bicarbonato
1 Taza de yoghurt natural bajo en grasa
2 Manzanas chicas picadas

Streusel:

1/3 Taza de azúcar blanca
1/3 Taza de azúcar morena
2 Cucharadas de harina
1/2 Cucharadita de canela
2 Cucharadas de margarina suave baja en grasa
Revuelva todos los ingredientes.

Modo de preparar:

Bata el azúcar, la margarina, la vainilla y las claras de huevo. Aparte mezcle la harina, el rexal y el bicarbonato, luego agréguelos a la mezcla húmeda junto con el yoghurt alternándolos despacio. Finalmente, añada la manzana picada, Vacíe en un refractario cuadrado, rociado con *spray* antiadherente. Espolvoree el *streusel* sobre la masa. Hornee a 180 °C de 45 a 55 minutos.

1 cuadrado de 5 × 5 cm = 125 calorías

Galletas de choco-chips

Ingredientes:

1	Taza de harina blanca cernida
1/4	Taza de azúcar blanca
1/4	Taza de azúcar morena
3	Cucharadas de margarina suave baja en grasa
1	Cucharadita de vainilla
2	Claras o 1 huevo
1/2	Cucharadita de bicarbonato
1/4	Taza de chispas de chocolate semidulces
1/4	Cucharadita de rexal

Modo de preparar

Precaliente el horno a 180 °C. Revuelva y bata los azúcares con la margarina, la vainilla y las claras o el huevo. Aparte mezcle la harina, el bicarbonato y el rexal. Bata la mezcla húmeda y añada poco a poco la mezcla de harina. Finalmente, agregue las chispas de chocolate. Ponga la masa en forma de bolitas en una hoja galletera rociada con *spray* antiadherente, separando 2 cm cada galleta. Hornee de 10 a 12 minutos o hasta que doren.

1 galleta = 45 calorías

Pan de plátano

Ingredientes:

- 1 1/2 Taza de harina cernida (3/4 blanca y 3/4 integral si se desea)
- 2 Plátanos chicos bien maduros
- 1 1/2 Cucharadita de vainilla
- 1 Huevo o 2 claras
- 3/4 Taza de azúcar morena
- 2 Cucharaditas de rexal
- 1/3 Taza de margarina derretida baja en grasa o aceite de maíz
- 1 Cucharada de *puppy seeds* (semillas de amapola) (opcional)

Modo de preparar:

Precaliente el horno a 180 °C. Rocíe con *spray* antiadherente un refractario cuadrado chico o un molde para pan rectangular. Mezcle en la batidora los plátanos, el huevo, la vainilla y el azúcar. En otro recipiente combine harina y rexal, añada despacio esta mezcla a la del plátano y bata todo por unos minutos más; al final agregue la margarina derretida o el aceite y la cucharada de *puppy seeds* y bata un poco más. Meta al horno de 40 a 50 minutos o hasta que introduzca un palillo y salga limpio.

1 ración de 5 × 5 = 85 calorías

Pan de manzana y pasas

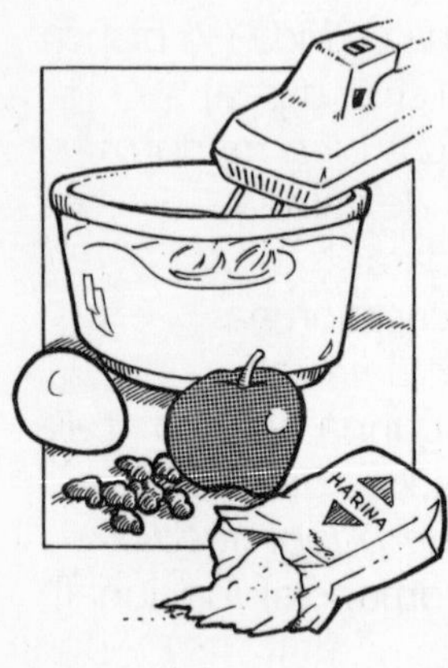

Ingredientes:

1	Taza de puré de manzana
$\frac{1}{3}$	Taza de aceite vegetal
$\frac{1}{2}$	Taza de azúcar
$1\frac{3}{4}$	Taza de harina cernida
1	Cucharadita de rexal
$\frac{1}{4}$	Cucharadita de sal
1	Cucharadita de canela
$\frac{1}{2}$	Cucharadita de clavo
$\frac{1}{2}$	Cucharadita de nuez moscada
1	Huevo o 2 claras
$\frac{1}{3}$	Taza de pasas

Modo de preparar:

Precaliente el horno a 180 °C. Combine y bata el puré de manzana, el aceite y el azúcar hasta que estén bien incorporados. Después añada poco a poco la harina, el rexal, la sal, la canela, el clavo y la nuez moscada. Revuelva bien todo con batidora manual y agregue el huevo ligeramente ya batido junto con las pasas. En un molde de pan rectangular, previamente rociado con *spray* antiadherente, ponga la masa y meta al horno por una hora aproximadamente o hasta que introduzca un palillo y salga limpio.

1 rebanada = 130 calorías

Pastel de limón con merengue

Ingredientes:

- 1 1/4 Taza de harina cernida
- 1/2 Taza de azúcar
- 2 Cucharadas de margarina suave baja en grasa
- 1/2 Taza de leche descremada
- 1 1/2 Cucharadita de rexal
- 1 1/2 Cucharadita de cáscara de limón rayada
- 1 Cucharadita de vainilla
- 1/8 Cucharadita de sal
- 2 Claras o 1 huevo

Merengue (bata):

- 2 Claras de huevo
- 1/3 Taza de azúcar

Modo de preparar:

Bata el azúcar, la margarina, la leche, la cáscara de limón, la vainilla y las claras o el huevo en velocidad baja por 3 minutos. Añada la harina con el rexal y la sal. Después suba a velocidad alta y bata de 2 a 4 minutos más. En un refractario cuadrado con *spray* antiadherente coloque la masa y hornee por 25 minutos a 180 °C. Para el merengue bata las claras a punto de turrón y vaya agregando el azúcar de cucharada en cucharada y siga batiendo hasta que la mezca esté bien brillante. Úntelo sobre el pastel y hornee por 10 minutos más o hasta que el merengue se ponga café claro.

1 cuadro de 5 × 5 cm = 90 calorías

Galletas de chocolate con avena

Ingredientes:

1	Taza de harina cernida
1/2	Taza de azúcar morena
1	Taza de avena
1/3	Taza de cocoa
1	Cucharadita de rexal
2	Claras o 1 huevo
3	Cucharadas de margarina suave baja en grasa
1	Cucharadita de vainilla
1	Cucharadita de leche descremada (para suavizar)

Modo de preparar:

Precaliente el horno a 180 °C. En un molde grande combine la harina, la cocoa, el rexal y la avena. Aparte bata las claras, la margarina y el azúcar, hasta que se incorporen. A esta mezcla añada la de harina poco a poco. Al final agregue la vainilla y la leche si es necesario. Coloque en una hoja de hornear rociada con *spray* antidherente cucharadas chicas de la masa. Hornee de 10 a 12 minutos o hasta que estén cocidas. Rinde 15 galletas aproximadamente.

1 galleta = 60 calorías

Brownies

Ingredientes:

1	Taza de harina cernida
1/4	Taza de cocoa
1/2	Taza de azúcar
3	Cucharadas de puré de manzana baja en grasa
3	Cucharadas de margarina baja en grasa
2	Claras o 1 huevo
2	Cucharaditas de vainilla
2	Cucharaditas de rexal
1	Pizca de sal

Modo de preparar:

Mezcle la harina, la cocoa, el rexal y la sal. Bata aparte el azúcar, el puré de manzana o la margarina, las claras y la vainilla. Añada a esto la harina poco a poco. Rocíe con *spray* antiadherente un molde cuadrado y ponga la masa. Hornee a 180 °C por 30-40 minutos o hasta que introduzca un palillo y salga limpio. Enfríe a temperatura ambiente y corte en cuadros.

Rinde 16 raciones
1 *brownie* de 4 × 4 cm = 70 calorías

Bisquetes con yoghurt

Ingredientes:

1	Taza de harina blanca cernida
1	Taza de harina integral cernida
2	Cucharaditas de rexal
1/2	Cucharadita de sal
4	Cucharadas de margarina baja en grasa
1	Taza de yoghurt natural bajo en grasa

Modo de preparar:

Precaliente el horno a 180 °C. En un molde grande mezcle las harinas cernidas, el rexal y la sal. Añada la margarina y bata con batidor de globo hasta que la mezcla parezca migajas finas. Agregue el yoghurt y revuelva hasta que la masa se despegue con facilidad del molde. Póngala sobre una superficie enharinada, amásela suavemente con las manos y aplánela con un palote hasta que quede de 1 1/2 cm de espesor. Corte con un molde circular y coloque sobre una hoja de hornear rociada con *spray* antiadherente, dejando 2 cm entre cada bisquete. Hornee de 10 a 12 minutos o hasta que doren.

1 bisquete = 85 calorías

Panqués de fibra con chocolate

Ingredientes:

1	Taza de harina cernida
2	Cucharaditas de rexal
1/2	Taza de azúcar
1	Cucharadita de vainilla
3/4	Taza de cereal de salvado
1	Taza de leche descremada
2	Claras o 1 huevo
1/3	Taza de cocoa
1/4	Taza de aceite vegetal
1	Pizca de sal

Modo de preparar:

Precaliente el horno a 180 °C. Mezcle la harina, el rexal el azúcar y la cocoa. Aparte vierta el cereal y la leche en un tazón grande, revuelva y deje reposar hasta que se ablande. Agregue al cereal el huevo y el aceite. Bata esta mezcla con batidora. Añada la mezcla de harina a la del cereal poco a poco, hasta que se incorporen los in-gredientes. Ponga la masa en un molde de panqués, rociados con *spray* antiadherente. Hornee por 30 minutos.

Rinde 8 panqués
1 panqués = 130 calorías

Hot cakes

Ingredientes:

1/2	Taza de harina blanca cernida
1/2	Taza de harina integral cernida (puede utlizarse solamente harina blanca si se desea)
1 1/2	Cucharadita de azúcar
1 1/2	Cucharadita de rexal
1/4	Cucharadita de sal
1	Cucharadita de vainilla
1	Huevo o 2 claras
2/3	Taza de leche descremada
1	Cucharada de margarina baja en grasa derretida

Modo de preparar:

En un recipiente combine harinas, azúcar, rexal y sal. Aparte bata la leche, el huevo y la vainilla. Añada a esta mezcla la de las harinas, poco a poco, alternando con la leche, la margarina y la vainilla. Utilice para cocer la masa una sartén de teflón bien caliente, rociada con *spray* y antiadherente.

Para 4 personas
1 ración = 130 calorías

Pastel de chocolate

Ingredientes:

- 2 1/2 Tazas de harina cernida
- 1/2 Taza de cocoa
- 1 1/2 Cucharadita de bicarbonato
- 1 Cucharadita de rexal
- 1/2 Cucharadita de sal
- 1/2 Taza de margarina baja en grasa
- 2 Huevos o 4 claras
- 1 Taza de azúcar
- 1 Cucharadita de vainilla
- 1 Taza de agua tibia

Modo de preparar:

Precaliente el horno a 180 °C. Rocíe con *spray* antiadherente un refractario rectangular. Cierna la harina antes de medirla; vuelva a cernirla con la cocoa, el bicarbonato, el rexal y la sal. Aparte bata la margarina con los huevos y añada el azúcar poco a poco; incorpore la mezcla de harina alternando con el agua previamente combinada con la vainilla. Vacíe la masa en el refractario y hornee de 40 a 45 minutos o hasta que al insertar un palillo salga limpio. Deje enfriar en el molde 5 minutos y luego voltee sobre una rejilla.

1 cuadro de 5 × 5 cm = 140 calorías

Pan integral de naranja

Ingredientes:

- 2 Tazas de harina blanca cernida
- 1 Taza de harina integral cernida
- 1 Taza de germen de trigo
- 2 Cucharaditas de rexal
- 1 Taza de azúcar
- 1 Taza de jugo de naranja
- 1/2 Taza de aceite vegetal
- 1 Huevo batido o 2 claras
- 2 Cucharadas de ralladura de naranja

Modo de preparar:

Precaliente el horno a 180 °C. Combine los ingredientes secos: harina, germen de trigo y rexal. Aparte bata los ingredientes húmedos: azúcar, jugo de naranja, aceite y huevo. Añada a esta mezcla los ingredientes secos poco a poco, hasta que se incorporen perfectamente; al final, agregue la ralladura de naranja. Ponga la masa en un molde refractario rectangular rociado con *spray* antiadherente. Hornee durante 50-60 minutos aproximadamente o hasta que introduzca un palillo y salga limpio. Retire del molde inmediatamente.

1 rebanada de 1 cm = 120 calorías

Puré de manzana

Ingredientes:

8	Tazas de manzanas peladas y picadas
1	Taza de jugo de manzana
1/2	Taza de agua
1	Cucharadita de canela
1/2	Cucharadita de *All-spice* (canela con clavo en polvo)
2	Clavos

Modo de preparar:

En una olla grande mezcle todos los ingredientes hasta que hiervan. Al momento de hervir, baje la flama, destape la olla y deje hervir por 15 minutos más revolviendo ocasionalmente. Retire la olla del fuego y deje enfriar; ya fría, ponga la fruta en la licuadora, licue y guarde en el refrigerador en un recipiente con tapa.

1 cucharada = 20 calorías

Pudín de chocolate

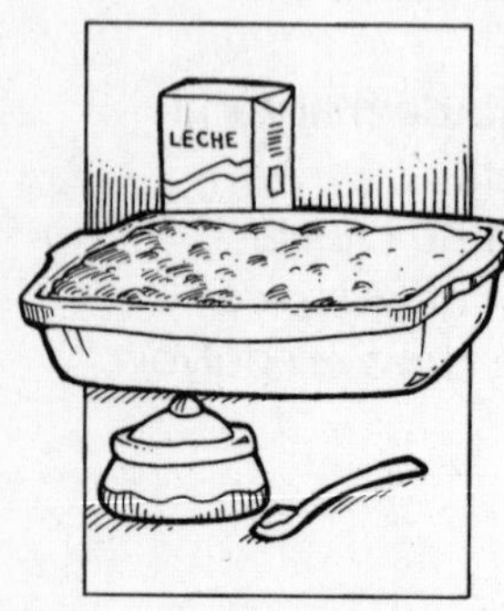

Ingredientes:

2 Tazas de leche descremada
2 Cucharadas de cocoa
2 Cucharadas de azúcar
2 Cucharadas de maizena
2 Cucharadita de vainilla

Modo de preparar:

En un olla caliente a flama media 1 1/2 taza de leche. Aparte combine cocoa, azúcar, maizena y la 1/2 taza de leche restante. Vierta esta mezcla a la leche tibia, siga cociendo a flama muy bajita, revolviendo constantemente hasta que la mezcla se espese. Retire del fuego y agregue la vainilla, enfríe y ponga en un refractario o en moldes de gelatina y refrigere.

Para 6 personas
1 refractario de gelatina = 85 calorías

Postre de gelatina con yoghurt

Ingredientes:

1 Paquete grande de gelatina de fruta baja en azúcar
1 Taza de yoghurt bajo en grasa de la misma fruta

Modo de preparar:

En un refractario prepare la gelatina según las instrucciones del paquete. Enfríe un poco y cuando empiece a cuajar añada el yoghurt y revuelva hasta que estén bien mezclados. Refrigere hasta que esté bien cuajada.

Para 6 personas
1 refractario de gelatina = 30 calorías

Arroz con leche

Ingredientes:

1 Taza de arroz
4 Tazas de agua
1 Naranja chica (la cáscara)
1 Taza de leche descremada
1 Raja de canela
8 o 10 Sobres de azúcar baja en calorías

Modo de preparar:

En una olla cueza la taza de arroz en las cuatro tazas de agua, con la cáscara de naranja y la canela. Al estar ya cocido, retire la cáscara y la canela. Agregue la leche cuando esté caliente el arroz, luego el azúcar baja en calorías.

$^{1}/_{2}$ taza = 90 calorías

Helado de yoghurt de fresa

Ingredientes:

1/2	Kilo de fresas sin hojas
4	Cucharadas de miel
1	Cucharadita de vainilla
1/2	Litro de yoghurt natural bajo en grasa
6	fresas para decorar

Modo de preparar:

En una licuadora o procesador de alimentos licue las fresas con la miel y la vainilla hasta obtener un puré terso; incorpore el yoghurt. Coloque la mezcla en un recipiente de plástico poco hondo, tape y congele de 6 a 8 horas. Bata con una batidora eléctrica a las dos horas y vuelva a congelar. Sirva una bola de nieve en una copa y decore con una fresa.

1 ración = 85 calorías

Naranjas en dulce

Ingredientes:

3/4	Taza de miel transparente (de bebé)
1	Taza de agua
12	Hojitas de menta
12	Clavos
4	Naranjas grandes
5	Hojitas de menta para adornar

Modo de preparar:

En una olla gruesa ponga la miel y el agua, añada las 12 hojas de menta y los clavos. Ponga a calentar a flama baja hasta que hierva. Revuelva esta mezcla para disolver bien la miel, deje hervir por 5 minutos o hasta que se vuelva más espesa (como miel). Deje enfriar completamente y cuele para quitar las hojitas de menta y los clavos. Con un pelapapas retire la cáscara de una naranja (sin la piel blanca), córtela en tiras delgaditas y póngalas a hervir en una olla pequeña con agua por unos minutos. Permita enfriar y cuele también este líquido dejando solamente las tiritas y añádalas a la miel. Pele las otras naranjas completamente, quitando también la piel blanca (para que no amargue), separe los gajos y retíreles el pellejito con un cuchillo filoso. Agregue la miel fría a los gajos de naranja y adorne con las hojitas de menta. Se pueden utilizar gajos de toronja en vez de naranja.

Para 8 personas
1 ración = 110 calorías

Dra. Margarita González Sepúlveda
Miembro de la Asociación Mexicana de Gastroenterología.
Miembro del Colegio Médico de Nutrición Clínica y Obesidad del Noreste,
Certificada por el Consejo Mexicano de Gastroenterología,
Miembro-*North American Association for the Study of Obesity.*
Tels.
(0181) 8335-5250
(0181) 8335-6606
e-mail: m@infosel.net.mx

COLECCIÓN SALUD

7 semanas que cambiarán su vida
Acné
Anorexia
Antibióticos naturales
Afrodisiacos naturales
Artritis
Asma
Bulimia
Cocina naturista para niños
Coma y baje de peso
Cúrese a través de la sensualidad
Diabetes
Felices sueños
Gastritis y colitis
Herbolaria casera
Herbolaria mexicana
Juguitos para niños
Meditación y juventud
Migraña
Mundo vegetariano del Dr. Abel Cruz, El
Naturismo en padecimientos comunes
Naturismo para mujeres
Nervios, estrés e insomnio
Poder curativo de la manzana, El
Poder curativo de la miel, El
Poder curativo de la papaya, El
Poder curativo de la soya, El
Poder curativo de las semillas, El
Poder curativo de los cereales, El
Poder curativo de los cítricos, El
Poder curativo de los chiles, El
Poder curativo de los hongos, El
Poder curativo de los jugos, El
Poder curativo de los tés, El
Poder curativo del aguacate, El
Poder curativo del ajo, El
Poder curativo del gingsen, El
Poder curativo del nopal, El
Preguntas y respuestas sobre el sida
Salud con jugos
Salud con jugos II
Salud con licuados
Salud con sábila
Síndrome premenstrual
Várices, Las

COLECCIONES

Belleza
Negocios
Superación personal
Salud
Familia
Literatura infantil
Literatura juvenil
Ciencia para niños
Con los pelos de punta
Pequeños valientes
¡Que la fuerza te acompañe!
Juegos y acertijos
Manualidades
Cultural
Medicina alternativa
Clásicos para niños
Computación
Didáctica
New Age
Esoterismo
Historia para niños
Humorismo
Interés general
Compendios de bolsillo
Cocina
Inspiracional
Ajedrez
Pokémon
B. Traven
Disney pasatiempos
Mad Science
Abracadabra
Biografías para niños
Clásicos juveniles

NOTAS

DOBLAR Y PEGAR

SU OPINIÓN CUENTA

Nombre ....

Dirección ....

Calle y número ....

Teléfono ....

Correo electrónico ....

Colonia .... **Delegación** ....

C.P .... **Ciudad/Municipio** ....

Estado .... **País** ....

Ocupación .... **Edad** ....

Lugar de compra ....

Temas de interés:

- ☐ ***Negocios***
- ☐ ***Superación personal***
- ☐ ***Motivación***
- ☐ ***New Age***
- ☐ ***Esoterismo***
- ☐ ***Salud***
- ☐ ***Belleza***
- ☐ ***Familia***
- ☐ ***Psicología infantil***
- ☐ ***Pareja***
- ☐ ***Cocina***
- ☐ ***Literatura infantil***
- ☐ ***Literatura juvenil***
- ☐ ***Cuento***
- ☐ ***Novela***
- ☐ ***Ciencia para niños***
- ☐ ***Didáctica***
- ☐ ***Juegos y acertijos***
- ☐ ***Manualidades***
- ☐ ***Humorismo***
- ☐ ***Interés general***
- ☐ ***Otros***

¿Cómo se enteró de la existencia del libro?

- ☐ ***Punto de venta***
- ☐ ***Recomendación***
- ☐ ***Periódico***
- ☐ ***Revista***
- ☐ ***Radio***
- ☐ ***Televisión***

Otros ....

Sugerencias ....

Coma y baje de peso

RESPUESTAS A PROMOCIONES CULTURALES
(ADMINISTRACIÓN)
SOLAMENTE SERVICIO NACIONAL

CORRESPONDENCIA
RP09-0323
AUTORIZADO POR SEPOMEX

EL PORTE SERÁ PAGADO:

Selector S.A. de C.V.

Administración de correos No. 7
Código Postal 06720, México D.F.

Esta edición se imprimió en Marzo de 2006. Impresora Aifa
Lago Managua No. 50. México, D.F. 11280.